SE FORMER POUR MIEUX
SUPERVISER
EN SCIENCES INFIRMIÈRES

Sous la direction de
Liette St-Pierre

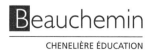

Beauchemin

CHENELIÈRE ÉDUCATION

Se former pour mieux superviser en sciences infirmières

Sous la direction de Liette St-Pierre

© 2007 Groupe Beauchemin, Éditeur Ltée

Édition : Sophie Gagnon
Coordination : Frédérique Grambin
Révision linguistique : Caroline Vézina et Diane Robertson
Correction d'épreuves : Marie Labrecque et Zérofôte
Conception graphique et infographie : Transcontinental
   Transmédia
Conception de la couverture : Josée Bégin

Catalogage avant publication
de Bibliothèque et Archives nationales du Québec
et Bibliothèque et Archives Canada

Vedette principale au titre :

Se former pour mieux superviser en sciences infirmières

Comprend des réf. bibliogr.

ISBN 978-2-7616-4955-1

1. Soins infirmiers pratiques – Étude et enseignement (Stage).
2. Infirmières – Supervision.   3. Infirmières – Formation.
4. Stagiaires – Supervision.   ı. St-Pierre, Liette, 1963-   .

RT74.S42 2007   610.73071'1   C2007-940713-7

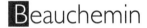

Beauchemin

CHENELIÈRE ÉDUCATION

7001, boul. Saint-Laurent
Montréal (Québec)
Canada H2S 3E3
Téléphone : 514 273-1066
Télécopieur : 514 276-0324
info@cheneliere.ca

ISBN 978-2-7616-4955-1

Dépôt légal : 2e trimestre 2007
Bibliothèque et Archives nationales du Québec
Bibliothèque et Archives Canada

Imprimé au Canada

1   2   3   4   5   ITG   11   10   09   08   07

Nous reconnaissons l'aide financière du gouvernement du Canada par l'entremise du Programme d'aide au développement de l'industrie de l'édition (PADIÉ) pour nos activités d'édition.

Gouvernement du Québec – Programme de crédit d'impôt pour l'édition de livres – Gestion SODEC.

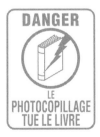

DANGER

LE
PHOTOCOPILLAGE
TUE LE LIVRE

Les auteurs

Claire Chapados, inf., Ph. D., est professeure à la Faculté des sciences infirmières de l'Université de Montréal. Elle supervise des stages en sciences infirmières au 1er et au 2e cycle, et ce, depuis 1990.

Mario Dubé, inf., étudiant à la maîtrise (M. Sc. inf.), est étudiant à la maîtrise en sciences infirmières. Son projet de recherche porte sur le développement de l'expertise pédagogique chez les préceptrices de stages en soins critiques. Il est aussi professeur invité au Département des sciences infirmières de l'Université du Québec à Rimouski. Il enseigne dans le domaine des soins infirmiers depuis près de 20 ans.

Sonia Dubé, inf., M. Sc. inf., détient une maîtrise en sciences infirmières de l'Université Laval. Elle est professeure au Département des sciences infirmières de l'Université du Québec à Rimouski. Ses champs d'intérêt sont liés aux soins infirmiers prodigués aux familles et aux communautés ainsi que la pédagogie et l'encadrement des stagiaires universitaires dans les milieux de soins.

Louise Dumas, inf., M. Sc. N., Ph. D. (éducation), est professeure-chercheuse en sciences infirmières à l'Université du Québec en Outaouais depuis 1988. Elle a d'abord occupé divers postes cliniques et de gestion dans des centres de santé au Québec, en Ontario et aux États-Unis. Ses champs de recherche, d'enseignement et de services à la collectivité sont centrés sur les pratiques de soins en périnatalité et sur l'intervention éducative tant pour la clientèle de soins qu'en formation professionnelle. Détentrice d'un doctorat interdisciplinaire en éducation depuis 1995, elle est l'auteure d'écrits et d'outils en supervision clinique et en éducation pour la santé qui ont été traduits en anglais et adaptés pour les États-Unis et l'Europe. Éducatrice appréciée tant en éducation de premier, deuxième et troisième cycles qu'en formation continue dans les milieux cliniques, elle a obtenu en 1997 le tout premier prix de reconnaissance de l'excellence en enseignement décerné par son université.

Lyne Fecteau, inf., M. Éd., est titulaire d'une maîtrise en éducation. Elle est professeure en sciences infirmières à l'Université du Québec en Abitibi-Témiscamingue et elle s'intéresse au jugement clinique et à la supervision de la formation pratique.

Dominique Houle, inf., M.A. (orientation-counseling), M. Sc. inf., est infirmière, détentrice de deux maîtrises, l'une en sciences infirmières et l'autre en orientation-counseling. Étudiante au doctorat en éducation à l'Université du Québec à Montréal, elle est également professeure au Département des sciences infirmières de l'Université du Québec en Outaouais. Elle s'est consacrée, durant plus de 20 ans, à la formation professionnelle des infirmières, entre autres en travaillant au soutien des enseignantes, à la formation des préceptrices-infirmières et à l'évaluation des compétences des étudiantes en stage. Sa formation de psychologue lui a permis d'agir à titre de consultante pour les professionnelles de la santé dans les domaines de la supervision professionnelle et de l'intervention auprès des clientèles difficiles. Depuis 2004, ses études doctorales l'amènent à approfondir sa compréhension de la transition vécue par les étudiantes-infirmières en formation intégrée.

Caroline Larue, inf., Ph. D. (psychoéducation), est professeure depuis 2005 à la Faculté des sciences infirmières de l'Université de Montréal. Entre 1988 et 2005, elle a été enseignante au Cégep du Vieux Montréal, puis coordonnatrice du programme de soins infirmiers et, finalement, conseillère pédagogique au Service des études. Elle a aussi été coinstigatrice de la transformation du programme de soins infirmiers en apprentissage par problème.

Louise Lebrun, inf., M. Éd., est détentrice d'une maîtrise en éducation de l'Université de Sherbrooke. Elle a enseigné les soins infirmiers et supervisé divers stages durant de nombreuses années. Professeure substitut en sciences infirmières à l'Université du Québec à Rimouski, elle a notamment implanté les stages en santé communautaire et en soins critiques dans le programme du D.E.C.-Bac pendant son mandat de directrice de module.

Louise Ménard, inf., Ph. D. (psychopédagogie), est titulaire d'un doctorat en psychopédagogie de l'Université de Montréal. Après avoir œuvré une vingtaine d'années au collégial, elle est aujourd'hui professeure au Département d'éducation et de pédagogie. Elle s'intéresse particulièrement aux différentes facettes de la supervision des stages, à la pédagogie utilisée dans l'enseignement supérieur, ainsi qu'aux défis que pose l'harmonisation interordres.

Chantal Saint-Pierre, inf., M. Éd., Ph. D. (sciences infirmières), est détentrice d'un baccalauréat en sciences de la santé (sciences infirmières) de l'Université Laval et d'une maîtrise en sciences de l'éducation de l'Université du Québec à Rimouski. Elle a complété un doctorat en sciences infirmières à l'Université de Montréal. Professeure à l'Université du Québec en Outaouais depuis 1990, elle agit actuellement comme directrice du Module des sciences de la santé. Ses champs de recherche portent sur la formation des infirmières et infirmiers, ainsi que sur la conciliation entre le travail et la famille en lien avec la santé. Elle s'est aussi engagée auprès de divers organismes, entre autres le Réseau national d'action-éducation femmes (RNAEF), l'Association francophone pour le savoir (ACFAS) et la Fondation de recherche en sciences infirmières du Québec (FRESIQ). Elle est toujours active au sein de l'Association canadienne des écoles de sciences infirmières (ACESI), qui lui a d'ailleurs décerné son prix d'excellence en gestion en 2002.

Liette St-Pierre, inf., Ph. D. (éducation), détient un doctorat en éducation de l'Université du Québec à Montréal. Après avoir enseigné plusieurs années au collégial, elle est maintenant professeure au Département des sciences infirmières de l'Université du Québec à Trois-Rivières. Elle s'intéresse à l'encadrement et à la supervision des stagiaires en formation pratique en sciences infirmières. De plus, ses champs de recherche portent sur la satisfaction et le stress au travail, de même que sur la gestion du stress.

Hélène Sylvain, inf., M. Éd., Ph. D. (sciences infirmières), est directrice du Département des sciences infirmières et professeure en sciences infirmières à l'Université du Québec à Rimouski. Elle est détentrice d'un doctorat en sciences infirmières du programme conjoint des universités de Montréal et McGill (2000) et d'une maîtrise en éducation de l'Université de Sherbrooke (1990). Ses préférences pédagogiques portent sur l'éducation pour la santé, sur le développement des savoirs infirmiers et sur le jugement clinique.

Lucille Théorêt, inf., M. Sc. inf., est infirmière depuis plus de 30 ans et riche d'une expérience variée auprès de clientèles en périnatalité, petite enfance et santé mentale, et auprès de personnes âgées. Elle a entamé sa carrière de professeure à l'Université du Québec en Outaouais au début des années 1990. Rapidement, elle s'est orientée vers les activités visant le développement des compétences dans un contexte clinique. La formation pratique est devenue son champ d'expertise, car selon elle, la qualité de l'accompagnement de l'étudiante est au cœur du développement du soi professionnel.

Dominique Therrien, inf., M.A. (anthropologie), M. Sc. inf., est anthropologue et infirmier clinicien en santé mentale. Il contribue à la formation théorique et pratique des infirmières bachelières à l'Université du Québec en Outaouais. Le développement de la pensée critique, dans le contexte de la préparation aux stages en milieu clinique psychiatrique, a été l'objet de ses études de deuxième cycle. De plus, il propose un outil pédagogique novateur.

Introduction

Se former pour mieux superviser en sciences infirmières est un ouvrage collectif produit grâce au travail de plusieurs professeurs, tous professionnels de la santé. Son objectif premier est de permettre aux infirmières de se familiariser avec les notions théoriques en supervision de la formation pratique. Il vise aussi à leur fournir des renseignements pouvant les aider à encadrer les stagiaires ainsi que des exemples de situations susceptibles de se produire en stage. Les auteurs ont voulu offrir un guide aux préceptrices qui passent de nombreuses heures à former nos futures professionnelles de la santé.

La formation pratique en milieu clinique est un aspect primordial de la formation des infirmières et s'effectue sous forme de stages qui font partie intégrante de leur développement. En sciences infirmières, le droit de pratique est accordé par l'Ordre des infirmières et infirmiers du Québec (OIIQ). L'étudiante qui veut devenir infirmière doit suivre une formation collégiale ou universitaire comprenant obligatoirement 1095 heures de stage en milieu clinique. Ce nombre d'heures de supervision indique toute l'importance à accorder au processus d'apprentissage des étudiantes en stage de même qu'à la rigueur de l'encadrement qui doit être assuré tout au long de leur cheminement scolaire.

À l'université, dans le cadre du baccalauréat en sciences infirmières (formation initiale), les stages sont habituellement supervisés par des infirmières du milieu qui possèdent plusieurs années d'expérience. Le préceptorat, le monitorat et le mentorat sont les trois formes de supervision pratiquées. La compréhension de ces termes permettra de savoir à quel type d'encadrement les auteurs font référence.

On parle de préceptorat lorsqu'une professionnelle de la santé encadre une stagiaire et fait de la supervision pour cette étudiante uniquement. La préceptrice accompagne la stagiaire tout au long de la formation pratique. Ainsi, cette dernière peut prendre en charge une partie de la tâche de la préceptrice et peut donc avoir une vision complète du rôle et de la charge de travail qu'une infirmière doit assumer tout au long de sa journée. Cette forme de supervision est privilégiée par le milieu universitaire.

Le monitorat est aussi une forme d'encadrement très fréquent en sciences infirmières. Une monitrice (infirmière) accompagne quelques étudiantes tout au long de leur stage. Chacune d'elles se voit habituellement assigner un seul client.

L'étudiante n'a donc pas toujours une vision globale de la charge de travail de l'infirmière, mais dispose de plus de temps pour examiner le dossier de son client.

Finalement, le mentorat est l'encadrement utilisé lorsque l'étudiante est devenue une candidate à l'exercice de la profession (CEPI) et qu'elle exige un soutien moins rigoureux tout en ayant occasionnellement besoin de conseils. Le mentorat permet donc qu'une infirmière experte (appelée « mentor ») guide l'infirmière novice et réponde à ses questions.

En plus de l'encadrement en milieu clinique, la stagiaire est supervisée par une professeure titulaire du cours stage. Ces deux personnes en contact étroit constituent pour elle des guides et des ressources. La préceptrice s'occupe de sa supervision clinique en situation réelle et de son évaluation pratique. Quant à la professeure, elle est responsable de la partie théorique du stage, qui comporte, entre autres, les rencontres cliniques (où l'étudiante expose un cas en présentant les liens théorie-pratique), les rencontres individuelles, les corrections de travaux, du journal de bord, des fiches pharmacologiques et, finalement, la discussion sur l'atteinte ou non des objectifs de stage.

Les résultats obtenus par la stagiaire permettent de mesurer son degré d'investissement tout au long de sa formation pratique. L'encadrement rigoureux, le suivi, la supervision, le développement du jugement clinique et de la capacité d'analyse, l'acquisition des habiletés cliniques, l'établissement de liens justes entre la théorie et la pratique sont des éléments qui mènent au développement d'une professionnelle de la santé en qui on peut avoir confiance. Ce livre reprendra ces concepts afin d'en faire ressortir l'importance dans la formation.

Ainsi, le présent ouvrage comporte quatorze chapitres qui tentent de faire la lumière sur l'encadrement et la supervision des stagiaires. Le premier chapitre traite de la pensée critique et de l'importance de la démarche de soins infirmiers alors que le deuxième chapitre s'attarde sur le savoir expérientiel. Le troisième chapitre aborde la dimension pédagogique de la supervision et, le quatrième, l'importance du climat d'apprentissage. Le stress vécu en stage est le sujet du cinquième chapitre alors que la responsabilisation des stagiaires et le jugement clinique sont les thèmes des deux suivants. Le huitième chapitre porte sur l'acquisition et l'intégration des compétences cliniques tandis que le neuvième fait le point sur les notions de professionnalisme et de déontologie. L'évaluation des stagiaires, la gestion des situations difficiles et les difficultés rencontrées au cours des stages font l'objet des dixième, onzième et douzième chapitres. Finalement, la supervision du journal de bord et des histoires de cas sur les habiletés pédagogiques terminent ce livre.

Il faut aussi mentionner que, tout au long de cet ouvrage, nous emploierons les termes « étudiante » ou « stagiaire » lorsqu'il sera question des personnes qui poursuivent l'apprentissage de leur profession dans le milieu clinique. Ces appellations ayant pour but d'alléger le texte peuvent aussi bien désigner des étudiantes au baccalauréat en cheminement initial, qui auront à faire leur examen de l'OIIQ à leur sortie de l'université, ou des étudiantes en cheminement DEC-Bac, déjà infirmières et membres de l'OIIQ, qui doivent compléter des stages dans un domaine un peu plus spécialisé.

Cet ouvrage est perfectible, nous en sommes très conscientes, mais constitue tout de même un guide pratique à l'intention des nombreuses infirmières qui acceptent, malgré la lourdeur des tâches et leur complexité, d'accueillir nos stagiaires et ainsi de les aider gracieusement à devenir des professionnelles. Ce don de temps ne pourra que conduire au but premier de notre profession : offrir des soins d'une qualité exceptionnelle à nos clients.

Nous tenons personnellement à remercier tous ceux qui ont accepté d'écrire un ou plusieurs chapitres de ce guide afin de nous faire part de leur expérience en encadrement et en supervision des stagiaires. Nous désirons également souligner le soutien financier du Fonds de Développement académique du Réseau de l'Université du Québec (FODAR), qui a permis d'offrir un appui fort appréciable aux auteurs. Ils lui sont grandement reconnaissants de cette aide.

Liette St-Pierre, inf. Ph. D.

Table des matières

Chapitre 1   **La pensée critique et la démarche de soins infirmiers en stage**
Dominique Therrien et Louise Dumas

Chapitre 2   **Faire apprendre de son expérience**
Louise Dumas

Chapitre 7   **Le jugement clinique en stage et en supervision**
Lyne Fecteau

Chapitre 8   **L'acquisition et l'intégration des compétences cliniques**
Claire Chapados et Lyne Fecteau

Chapitre 9   **Le professionnalisme et l'éthique**
Claire Chapados

Chapitre 10   **L'évaluation des stagiaires**
Louise Dumas

Chapitre 1

La pensée critique et la démarche de soins infirmiers en stage

Dominique Therrien
Louise Dumas

INTRODUCTION

L'exercice de la profession d'infirmière demande une vigilance de tous les instants. La possibilité de commettre une erreur causant préjudice aux clients est inhérente aux nombreux actes posés, aux décisions prises et aux évaluations effectuées. La notion de «prudence dans la pratique clinique» prend encore plus d'importance lorsqu'une infirmière d'expérience se voit confier la responsabilité de superviser une novice ou une débutante dans les milieux cliniques (Dumas, 1995). Afin d'inculquer ce type de prudence, la préceptrice peut encourager l'étudiante novice ou l'étudiante débutante à prendre conscience de son raisonnement clinique. En effet, l'étudiante novice ou débutante se restreint souvent à l'exécution de la démarche de soins infirmiers sans se questionner davantage. En esquivant ce questionnement formateur, l'étudiante ne se prépare pas complètement à devenir une future professionnelle de la santé. Cette attitude entrave le développement du raisonnement clinique professionnel tel que le conçoivent Johnson et Webber (2001). L'étudiante doit donc, avant même de devoir affronter la réalité du milieu clinique, mieux comprendre la pensée critique et la démarche de soins infirmiers dans le contexte du développement du raisonnement clinique professionnel et connaître des outils pour favoriser ce dernier.

Par exemple, dans les unités des soins psychiatriques, les possibilités de suicide, d'automutilation ou de fugue sont toujours présentes. Le processus de raisonnement de la novice ou de la débutante qui doit décider de prêter ou non un rasoir à un client hospitalisé, potentiellement suicidaire, peut se fonder sur des informations partielles ou erronées, s'appuyer sur des arguments non valides ou être faussé par le manque de points de références antérieurs. Une infirmière d'expérience (une infirmière de l'unité, une superviseure clinique ou une préceptrice) doit confirmer ce raisonnement afin qu'il soit le plus juste possible. L'infirmière d'expérience fondera sa décision clinique sur un éventail de critères beaucoup plus large que celui de l'étudiante, par exemple sur ses expériences antérieures dans des situations similaires et sa connaissance du client.

Comment est-il possible de favoriser le développement du raisonnement clinique de l'étudiante afin qu'elle prenne conscience de ces situations à haut risque pour les clients et pour elle-même, et ce, avant même de devoir affronter la réalité clinique ? Ce chapitre présente une stratégie pédagogique utile à cet égard : l'enseignement d'habiletés de pensée critique particulières au contexte des soins infirmiers. Pour obtenir plus d'information à ce sujet, se référer à Therrien (2003, 2005).

1.1 LE DÉVELOPPEMENT DU RAISONNEMENT CLINIQUE ET LES NIVEAUX DE PRATIQUE

1.1.1 Le développement du raisonnement clinique

Le cadre conceptuel de Johnson et Webber (2001) au sujet du développement du raisonnement clinique est utile pour établir des liens entre les concepts de jugement clinique, de raisonnement clinique et de pensée critique. Il est présenté au tableau 1.1.

Selon le tableau 1.1, l'infirmière experte fait preuve d'un jugement complexe et utilise un raisonnement clinique qui va au-delà de la seule pensée critique. Elle peut à la fois identifier, comprendre, expliquer, prédire, influencer et contrôler les éléments de l'environnement, ainsi qu'établir des liens entre ces éléments. À l'opposé, l'infirmière novice fait preuve d'un jugement simple. Son raisonnement se fonde sur l'accumulation linéaire d'information, et ce niveau de raisonnement lui permet simplement d'identifier et de comprendre certains éléments qui se présentent à elle et de faire des liens entre ces quelques éléments. La pensée critique représente, dans ce cadre conceptuel, un niveau de raisonnement intermédiaire, une étape dans la progression vers le raisonnement clinique souhaité chez les professionnelles de la santé.

La distinction entre la pensée critique et le raisonnement clinique dans ce modèle est importante ; les concepts ne sont pas synonymes. À la base, le raisonnement représente un processus permettant de déterminer l'existence et la nature d'une relation entre deux concepts ou plus. Selon la définition de Johnson et Webber (2001), le raisonnement en soins infirmiers constitue un processus intellectuel intentionnel, organisé et multidimensionnel qui permet d'analyser la nature et le sens des relations réelles, potentielles et perçues, ainsi que les hypothèses et les variables dont l'influence est réelle, potentielle ou perçue. Les mêmes auteurs

Raisonnement clinique → ↑↖↙ Pensée critique → → → →○

TABLEAU 1.1   Les corrélations entre le raisonnement, le jugement et la compétence

Complexité du jugement	Niveaux de pratique	Science infirmière	Niveaux de raisonnement	Résultat du raisonnement
Complexe	Expert	Science et phénoménologie	Raisonnement clinique	Le contrôle
↑	Très performant	↑	↑	L'influence
↑	Performant	Préférence pour la science	↑	La prédiction
↑	Très compétent	↑	Pensée critique	L'explication
↑	Compétent	Rigueur scientifique	↑	La compréhension
↑	Débutant	↑	Pensée linéaire	L'établissement de liens
Simple	Novice	Introduction des théories	Rassemblement de l'information	L'identification

Source : Adapté de Johnson et Webber, 2005 (p.70).

définissent la pensée critique en tant que processus intellectuel intentionnel, organisé et séquentiel qui permet d'analyser la nature et le sens des relations réelles ou potentielles ainsi que les hypothèses et les variables dont l'influence est réelle ou potentielle (Johnson et Webber, 2001).

Ces deux définitions diffèrent. Les auteurs voient le raisonnement comme un processus multidimensionnel tandis qu'ils considèrent la pensée critique comme un processus séquentiel. Donc, plus le niveau de compétence de l'infirmière s'accroît, plus elle utilise simultanément l'intuition, la confiance et le savoir issus de l'expérience, au lieu de s'appuyer principalement sur une pensée théorique séquentielle (Dumas, Villeneuve et Chevrier, 2000).

1.1.2 Les niveaux de pratique

La deuxième colonne du tableau 1.1 illustre le développement de la compétence infirmière selon Benner (1995). Cette dernière s'est préoccupée de l'acquisition de la compétence infirmière, nommée aussi «expertise professionnelle» (Benner, 1995 ; Benner, 1996 ; Benner, Hooper-Kyriakidis et Stannard, 1999). Elle trace, à la suite de Dreyfus et Dreyfus (1996), un modèle du développement de la compétence infirmière en cinq étapes : novice, débutante, compétente, performante et experte.

L'infirmière **novice** possède un petit bagage de connaissances théoriques et n'a pas été exposée à la mise en pratique de ces idées. En effet, l'infirmière novice est étudiante au baccalauréat de formation initiale, donc en voie de devenir infirmière. Cette étape de l'apprentissage permet à la novice de se familiariser avec un ensemble de règles. À ce stade, elle décompose la tâche en divers éléments compréhensibles sans avoir travaillé sur le terrain. Ces éléments, sur lesquels s'appuie l'enseignement, peuvent être objectifs (par la lecture d'instruments), ou subjectifs (par l'habileté à reconnaître, fondée sur des expériences vécues dans d'autres domaines). Les règles apprises permettent de tirer des conclusions et servent à déterminer des actions, appuyées sur des faits et sur des éléments de la situation. Donc, au stade de novice, l'acquisition d'une nouvelle compétence se fait en décomposant la tâche en éléments compréhensibles. Même si la novice n'a aucune expérience du domaine d'apprentissage, elle a déjà de l'intuition, présente en tant que processus physiologique complexe, qui constitue, au-delà des règles apprises en théorie, un élément nécessaire sur lequel s'appuient les apprentissages. La préceptrice donne les règles pour déterminer les actions en s'appuyant sur ces éléments compréhensibles.

Au stade suivant du modèle de Benner, l'infirmière **débutante** a appris à composer avec de vraies situations. Souvent, elle est étudiante en fin de parcours au baccalauréat de formation initiale ou jeune diplômée d'un programme collégial qui complète sa formation universitaire. Elle utilise de plus en plus de faits objectifs et de règles sophistiquées. Sa performance s'améliore, car elle commence à reconnaître intuitivement les éléments de la situation. Cependant, la débutante a le sentiment d'être dépassée par la complexité des habiletés et elle est fatiguée d'avoir à observer les éléments pertinents tout en se souvenant d'un nombre accru de règles de plus en plus complexes.

Benner explique l'importance d'accompagner en milieu clinique tant la novice que la débutante. L'infirmière compétente aide alors les étudiantes à établir les priorités, en triant avec elles ce qui est important et ce qui l'est moins (Benner, 1995). Benner précise aussi que la novice et la débutante passent beaucoup de temps sur la reconnaissance de l'aspect, par exemple faire la différence entre un péristaltisme normal et un péristaltisme hyperactif. Toute cette attention portée à la reconnaissance des aspects restreint l'amplitude du champ de perception de la novice et celui de la débutante, ce qui limite leur capacité à envisager la situation d'un point de vue global.

L'infirmière devient **compétente** lorsqu'elle reconnaît un nombre important d'éléments pertinents sans toutefois pouvoir établir les priorités. Cette infirmière a souvent travaillé quelques années dans le même champ de pratique. Elle utilise un plan ou une liste préparée pour déterminer ce qu'elle doit faire. L'infirmière compétente doit décider elle-même quel plan choisir, sans être certaine qu'il sera approprié à la situation qui se présente. Elle a alors des craintes et se sent très responsable de ses actions. Si l'apprenante n'accepte pas de prendre ce risque, le développement de sa compétence peut s'arrêter ou régresser, et l'infirmière peut s'ennuyer, voire abandonner le processus. Au contraire, si elle s'engage au plan émotif dans la situation et se sent responsable de ses choix, elle assure sa progression vers un niveau de compétence accru.

Au stade **performant,** les réponses intuitives de l'infirmière doivent progressivement remplacer les réponses raisonnées, fondées sur des règles théoriques. Ainsi, l'infirmière performante sait reconnaître le but et les éléments importants de la situation, mais doit par contre décider de son plan d'action en se reportant aux règles déterminant l'action. L'apprenante atteint ce stade lorsqu'elle a intégré des comportements intuitifs.

Enfin, au stade **expert,** l'infirmière a acquis une plus grande capacité à déterminer ce qui doit être fait et elle sait comment atteindre son but. Elle a plus de facilité à différencier l'information qui se présente à elle. Au regard des situations non familières, elle arrive à résoudre les problèmes davantage grâce à son expérience qu'à son raisonnement conscient. Ainsi, les infirmières expertes comprennent l'expérience de santé d'une personne en apprenant à la connaître, en se familiarisant avec ses types de réponses, en mettant au jour son histoire personnelle et son histoire de santé. De plus, elles s'appuient sur des connaissances cliniques avancées, développées à partir de nombreuses expériences vécues auprès d'autres personnes dans des situations similaires (Dumas, Villeneuve et Chevrier, 2000). L'infirmière experte qui change de secteur de pratique serait à nouveau une débutante, même si elle possède une expertise dans un autre champ de pratique.

L'histoire clinique d'une dame âgée qui s'étouffe avec de la nourriture peut servir d'exemple pour distinguer l'experte de la novice. L'infirmière novice ou débutante peut seulement nommer les concepts et les lier entre eux, et cela, de manière imprécise. Ainsi, lorsqu'elle voit la cliente s'étouffer, elle se rappelle la technique de Heimlich, mais elle ne sait pas comment la mettre en application lorsqu'une cliente est alitée. Elle n'a pas fait le lien qu'un accident vasculaire cérébral entraîne une déglutition moins aisée. L'infirmière experte, pour sa part, met en application l'ensemble des processus de raisonnement permettant de résoudre des problèmes. Ainsi, lorsqu'elle voit la cliente s'étouffer avec de la nourriture, elle fait immédiatement le lien avec le problème de déglutition causé par l'accident vasculaire cérébral, et elle pense à utiliser la succion pour aspirer la nourriture de la bouche de la cliente. L'infirmière experte prévoit que cela pourrait se reproduire, fabrique une affiche indiquant au personnel de soins d'y porter une attention particulière et décide de tenir une séance de formation pour le personnel de l'unité. L'infirmière experte a donc dépassé le seul fait de lier la théorie et la pratique ; elle explique, prédit, influence et contrôle cette situation.

En stage avec une novice ou une débutante, l'enseignement d'habiletés de pensée critique devient donc la pierre angulaire du raisonnement clinique.

1.2 LA PENSÉE CRITIQUE

Selon Guimond (1998, p. 51), la pensée critique constitue « un processus cognitif et affectif impliquant une remise en question des postulats qui guident notre mode de pensée et nos actions habituelles dans une situation ». Pour cette auteure, la compétence de l'infirmière repose sur sa capacité à porter des jugements cliniques éclairés. Ces derniers requièrent un raisonnement qui se développe à partir d'une pensée critique (Guimond, 1998). Certains arguments militent en faveur de l'utilisation de la pensée critique en soins infirmiers :

- la pratique est plus complexe et plus diversifiée que la théorie ;
- les infirmières doivent gérer l'explosion d'une plus grande quantité d'informations disponibles qu'auparavant ;
- les situations cliniques changent très rapidement ;
- les programmes de formation ne peuvent pas donner toute l'information nécessaire à l'étudiante pour résoudre les problèmes de soins infirmiers qu'elle rencontrera.

En conséquence, l'étudiante doit apprendre à penser de façon critique pour se préparer à une pratique professionnelle en mutation (Dumas, 1995). Pour penser de façon critique, une personne doit traiter, évaluer et valider les connaissances qu'elle possède. La pensée critique requiert une réflexion sur soi, demande de recueillir les données nécessaires et de les évaluer en lien avec le contexte du client. Elle réclame de préciser les problèmes qui en ressortent et de leur donner la priorité.

Guimond (1998) considère qu'il y a malheureusement assimilation de la démarche de soins et de la pensée critique en sciences infirmières. En effet, certaines infirmières s'imaginent penser de façon critique parce qu'elles utilisent la démarche de soins. Toutefois, si une étudiante n'est pas encouragée à penser de façon critique, sa démarche se restreindra à une série d'étapes mémorisées et appliquées pour résoudre un problème. Par exemple, affirmer que l'expertise d'un cuisinier professionnel repose sur sa seule exécution des étapes d'une recette paraîtrait déraisonnable, car les grands chefs cuisiniers développent un esprit critique associé à une forme d'art culinaire. De même, selon ce point de vue, enseigner la démarche de soins ne veut pas automatiquement dire enseigner la pensée critique.

Ennis définit la pensée critique comme « une pensée raisonnable et réflexive orientée vers une décision quant à ce qu'il faut croire ou faire » (Ennis, 1985, cité dans Boisvert, 1999, p.12). La pensée critique « implique à la fois des capacités (*abilities*) et des attitudes (*dispositions*)[1] » (Ennis, 1987, cité dans Boisvert, 1999, p. 14). Ces idées permettent de rendre opérationnel le concept de pensée critique, car elles définissent un ensemble de capacités et d'attitudes observables. Les capacités se rattachent davantage à l'aspect cognitif, tandis que les attitudes réfèrent aux dispositions affectives (*voir l'encadré 1.1*).

Pour que l'enseignement de la démarche de soins en stage ne se restreigne pas à une série d'étapes effectuées sans réfléchir, l'enseignement de deux habiletés de pensée critique a été accentué sur le plan de la cueillette de données dans un projet éducatif avec des étudiantes novices et débutantes en stage infirmier psychiatrique (Therrien, 2003, 2005). Ces deux habiletés de pensée critique ont été retenues parce qu'elles sont directement liées à la collecte de données. En effet, l'étudiante

---

1. L'italique est de Ennis.

ENCADRÉ 1.1   Les capacités et les attitudes propres à la pensée critique

Les capacités propres à la pensée critique :

- la concentration sur une question ;
- l'analyse des arguments ;
- la formulation et la résolution de questions de clarification ou de contestation ;
- l'évaluation de la crédibilité d'une source ;
- l'observation et l'appréciation de rapports d'observation ;
- l'élaboration et l'appréciation de déductions ;
- l'élaboration et l'appréciation d'inductions ;
- la formulation et l'appréciation de jugements de valeur ;
- la définition de termes et l'évaluation de définitions ;
- la reconnaissance de présupposés ;
- le respect des étapes du processus de décision d'une action ;
- l'interaction avec les autres personnes (par exemple, la présentation d'une argumentation à d'autres personnes, oralement ou par écrit).

Les attitudes caractéristiques de la pensée critique :

- le souci d'énoncer clairement le problème ou la position ;
- la tendance à chercher les raisons des phénomènes ;
- la propension à fournir un effort constant pour être bien informé ;
- l'utilisation de sources crédibles et la mention de celles-ci ;
- la prise en compte de la situation globale ;
- le maintien de l'attention sur le sujet principal ;
- le souci de garder à l'esprit la préoccupation initiale ;
- l'examen des différentes perspectives offertes ;
- l'expression d'une ouverture d'esprit ;
- la tendance à adopter une position (et à la modifier) quand les faits le justifient ou qu'il y a des raisons suffisantes de le faire ;
- la recherche de précisions, dans la mesure où le sujet le permet ;
- l'adoption d'une démarche ordonnée dans le traitement des parties d'un ensemble complexe ;
- la tendance à mettre en application des capacités de la pensée critique ;
- la prise en considération des sentiments des autres, de leur niveau de connaissance et de leur degré de maturité intellectuelle.

Source : Boisvert, 1999 (p.14-15).

approfondit ses capacités d'évaluation en réfléchissant, au moment de la consultation, à partir de divers documents inclus dans le dossier du client (rapports d'observation). De plus, sa manière de considérer certains avis exprimés par d'autres collègues et par les clients eux-mêmes (sources d'information) permet aussi de développer sa pensée critique.

Certaines difficultés sur le plan relationnel et sur le plan des perceptions du client sont propres au milieu de la santé mentale, comme les hallucinations, les illusions, l'anxiété, les délires, les troubles de la personnalité ou les comportements manipulateurs. Ces caractéristiques exigent l'enseignement d'habiletés particulières pour être en mesure d'effectuer une évaluation infirmière plus approfondie.

1.3 LA PERTINENCE D'UN RAPPORT D'OBSERVATION

La première habileté de pensée critique retenue, soit celle de juger des rapports d'observation, consiste à repérer les documents d'information pertinents et à évaluer, à partir de plusieurs critères, le sens accordé aux faits présentés dans les sources d'information écrites (Boisvert, 1999). Ainsi, les rapports d'observation représentent des éléments du dossier d'un client que l'infirmière devrait consulter si elle désire approfondir sa compréhension de la situation du client en vue de prendre une décision clinique. L'évaluation de la pertinence d'un document s'effectue selon sa nature, la réputation de l'auteur, la qualité du travail et la concordance avec la réalité.

1.4 LA CRÉDIBILITÉ D'UNE SOURCE

Déterminer la crédibilité d'une source, deuxième habileté de pensée critique retenue, consiste, quant à elle, «à évaluer, à partir de plusieurs critères, dans quelle mesure [(…) une infirmière] peut croire les affirmations et se fier aux opinions d'une personne ou d'un groupe» (Boisvert, 1999, p. 136). L'évaluation de Boisvert se réalise selon les six critères suivants :

1. l'expertise : l'ensemble des connaissances et des compétences ;
2. la réputation : la manière dont une personne est considérée ;
3. l'absence ou la présence de conflits d'intérêts : le fait qu'un individu assume un ou plusieurs rôles dont les visées sont contradictoires ;
4. l'accord ou le désaccord avec d'autres sources : la source communique un point de vue convergent ou divergent ;
5. la capacité d'avancer des raisons : le fait d'appuyer une position à l'aide d'arguments, de proposer une justification valable ;
6. l'usage des procédures établies : le respect des règles admises pour la démarche choisie.

Des éléments objectifs existent donc pour évaluer les habiletés qui se développent chez la novice et chez la débutante. Ces éléments facilitent le développement d'une intervention éducative axée sur l'enseignement des deux habiletés de pensée critique auprès d'étudiantes au baccalauréat en sciences infirmières.

1.5 L'INTERVENTION ÉDUCATIVE AXÉE SUR L'ENSEIGNEMENT D'HABILETÉS DE LA PENSÉE CRITIQUE

Therrien a mis sur pied (2003) et a évalué (2005) une intervention éducative axée sur le développement de la pensée critique auprès des étudiantes au baccalauréat en sciences infirmières à l'Université du Québec en Outaouais. Cet outil pédagogique comprend une trousse d'animation complète permettant l'introduction des deux habiletés retenues au cours d'ateliers préalables au stage clinique et destinés à des étudiantes infirmières. Chaque atelier dure 90 minutes et s'effectue auprès d'un groupe variant de 6 à 50 étudiants. Deux situations cliniques sont soumises à la réflexion des apprenantes :

- «La sortie de Lucie» permet de réfléchir aux enjeux entourant la gestion d'une permission de sortie temporaire de l'unité psychiatrique ;

- «Pierre demande un objet potentiellement dangereux» fait un tour d'horizon des éléments à considérer avant de prêter un rasoir à lame à un client psychotique.

L'étudiante, novice ou débutante, suit ces ateliers réalisés au sein d'un cours théorique en soins infirmiers psychiatriques, préalable au stage. Un atelier se déroule ainsi: l'animatrice lit d'abord l'histoire du cas en classe, puis chaque équipe d'étudiantes se procure dans le dossier fictif du client un rapport d'observation (cardex, notes d'observation de l'infirmière, profil pharmaceutique, notes d'évolution médicales, etc.) et une source d'information (propos d'un professionnel, d'un préposé, d'un membre de la famille, de l'infirmière, etc.) afin d'en faire l'étude. Les membres de toutes les équipes doivent déterminer, à partir de l'information qu'elles ont en main et sans se consulter, si elles doivent, par exemple, laisser sortir Lucie de l'unité psychiatrique. Un cahier permet à l'étudiante de prendre des notes et facilite l'animation de l'atelier. Enfin, les équipes présentent au grand groupe les documents qu'elles ont à leur disposition et expliquent leur décision clinique. Ce moment est riche en apprentissages, car l'animatrice favorise une réflexion quant aux forces et aux subtilités qui caractérisent chacun des documents et des sources d'information présentés.

La discussion est l'occasion pour l'étudiante de prendre conscience des limites de son jugement. Par cet atelier, l'étudiante amorce une réflexion personnelle quant à l'approche qu'elle utilise pour évaluer un client. Elle remet en question cette approche au fur et à mesure que les échanges de points de vue entre les étudiantes et l'animatrice s'effectuent. Par l'enseignement de deux habiletés de pensée critique particulières à l'étape de la collecte de données, l'étudiante se questionne sur sa pratique et sur sa manière de penser.

Par ailleurs, dans le contexte d'un projet de maîtrise visant l'étude du développement de la pensée critique auprès d'étudiantes en sciences infirmières à l'Université du Québec en Outaouais, Therrien (2005) note une évolution dans la manière dont ces dernières évaluent un client après avoir participé aux ateliers de développement de la pensée critique. Il démontre que ces étudiantes ne se contentent pas d'adresser la parole au client pour lui demander comment il se sent (manière incomplète d'évaluer une personne dans le contexte de la santé mentale). Elles s'assurent plutôt de consulter leurs collègues de travail (crédibilité de la source) et voient de plus près les éléments d'information contenus dans le dossier du client (pertinence des rapports d'observation) avant de prendre leur décision clinique.

En instituant une réflexion plus approfondie à une étape précise de la démarche de soins, l'étudiante effectue des apprentissages favorisant le développement de ses compétences professionnelles au lieu d'appliquer une démarche de soins à la hâte, sans se questionner. De plus, développer ces habiletés permet théoriquement de réaliser une meilleure collecte de données et de réduire la marge d'erreur, puisque l'infirmière s'appuie sur un éventail plus étendu d'informations crédibles provenant tant des éléments du dossier que des personnes qui gravitent dans cet environnement de soins. Ces ateliers contribuent donc à poser des bases solides en vue de développer le jugement clinique.

Même si elles ont d'abord été développées pour des stages en santé mentale avec une clientèle à haut risque suicidaire, ces deux habiletés de pensée critique peuvent servir à la préceptrice de tout milieu de stage, soit au moment d'intervention individuelle avec l'étudiante, soit comme élément structural en postclinique. Therrien (2005) constate que l'étudiante qui utilise plusieurs moyens pour évaluer une situation clinique est aussi celle qui structure le mieux sa pensée. À l'instar de Berger et Williams (1999), on peut donc enseigner la démarche de soins en deux volets : un volet évaluatif (collecte de données, évaluation des sources de données, réflexion, planification) et un volet intervention (action, réajustement de l'action par pensée réflexive dans l'action, évaluation des actions posées au regard des résultats obtenus). En mettant l'accent sur l'évaluation préalable à l'action, nous pourrions diminuer la tendance naturelle à intervenir sans une évaluation sérieuse de toute la situation clinique. Cette méthode contribuerait à favoriser un meilleur raisonnement clinique chez les professionnelles infirmières.

CONCLUSION

Après avoir montré l'importance du développement du raisonnement clinique et les niveaux de pratique, ce chapitre a présenté deux habiletés de pensée critique indispensables aux stagiaires devant se familiariser avec le domaine des soins infirmiers psychiatriques : déterminer la pertinence d'un rapport d'observation dans le dossier d'un client et évaluer la crédibilité d'une source (client, famille, professionnels, etc.). L'enseignement de la démarche de soins infirmiers, combiné à l'enseignement d'habiletés de pensée critique particulières, doit favoriser le développement d'un raisonnement clinique professionnel empreint de prudence.

RÉFÉRENCES

Benner, P. (1995). *De novice à expert : Excellence en soins infirmiers.* Saint-Laurent : ERPI, 252 p.

Benner, P. (1996). *Expertise in nursing practice : Caring, clinical judgment and ethics.* New York : Springer Publishing, 410 p.

Benner, P., Hooper-Kyriakidis, P. et Stannard, D. (1999). *Clinical wisdom and interventions in critical care : A thinking-in-action approach.* Philadelphia : Saunders, 588 p.

Berger, K. J. et Williams, M. B. (1999). « Social, cultural and spiritual aspects of health ». Dans *Fundamentals of nursing : Collaborating for optimal health,* K. J. Berger et M. B. Williams (dir.). 2ᵉ éd. Stamford : Appleton et Lange, vol. 1, p. 183-207.

Boisvert, J. (1997). *Formation de la pensée critique au collégial : Étude de cas sur le développement de la pensée critique en première année du collégial dans un cours de psychologie.* Québec : Collège Saint-Jean-sur-Richelieu, 198 p.

Boisvert, J. (1999). *La formation de la pensée critique : Théorie et pratique.* Québec : ERPI, 152 p.

Dreyfus, H. L. et Dreyfus, S. E. (1996). « The relationship of theory and practice in the acquisition of skill ». Dans *Expertise in nursing practice : Caring, clinical judgment and ethics,* P. Benner. New York : Springer Publishing, p. 29-47.

Dumas, L. (1995). « Élaboration et validation d'un instrument d'évaluation formative de la démarche de savoir-apprendre expérientiel de l'infirmière-étudiante en stage clinique ». Thèse de doctorat non publiée, Montréal : Université du Québec à Montréal, 516 p.

Dumas, L., Villeneuve, J. et Chevrier, J. (2000). « A tool to evaluate how to learn from experience in clinical settings ». *Journal of Nursing Education,* vol. 39, nᵒ 6, p. 251-258.

Ennis, R. H. (1985). « A logical basis for measuring critical thinking skills ». *Educational Leadership,* vol. 43, nᵒ 2, p. 44-48.

Ennis, R. H. (1987). « A taxonomy of critical thinking dispositions and abilities ». Dans *Teaching thinking skills: Theory and practice,* J. B. Baron et R. J. Sternberg (dir.). New York : W. H. Freeman, p. 9-25.

Guimond, P. (1998). « Étude des interventions verbales de la préceptrice dans une perspective de développement de la pensée critique de l'étudiante en sciences infirmières ». Thèse de doctorat non publiée, Montréal : Université du Québec à Montréal.

Johnson, B. M. et Webber, P. B. (2001). *An introduction to theory and reasoning in nursing.* New York : Lippincott Williams et Wilkins, 400 p.

Johnson, B. M. et Webber, P. B. (2005). *An introduction to theory and reasoning in nursing.* New York : Lippincott Williams et Wilkins, p. 70.

Therrien, D. (2003). *Ateliers de développement de la pensée critique en santé mentale.* Document non publié : laboratoire des sciences infirmières. Gatineau : Université du Québec en Outaouais, 27 p.

Therrien, D. (2005). « Expérimentation d'un atelier pour développer la pensée critique chez des étudiantes du baccalauréat en sciences infirmières dans le contexte d'un cours de santé mentale ». Mémoire de maîtrise en sciences infirmières non publié, Gatineau : Université du Québec en Outaouais, 189 p.

Chapitre 2

◆

Faire apprendre
de son expérience

Louise Dumas

INTRODUCTION

Le stage en sciences infirmières constitue l'occasion idéale pour stimuler la réflexion de l'étudiante sur sa pratique actuelle et future, réflexion qui décourage l'assimilation aux routines du milieu de stage et l'accumulation pure et simple d'expériences répétitives. Ce chapitre traite de l'apprentissage expérientiel et du savoir-apprendre de son expérience en sciences infirmières, plus précisément ce qu'ils sont, ce qu'ils visent et quelles sont les stratégies pour les stimuler. *Le «Dumas», un outil d'évaluation formative du savoir-apprendre expérientiel* est présenté comme moyen privilégié de communication avec la stagiaire quant à son apprentissage à partir de son expérience. Des extraits de l'outil sont reproduits à l'annexe 2.1 du chapitre.

2.1 APPRENDRE DE SON EXPÉRIENCE GRÂCE AUX STAGES CLINIQUES

Les stages cliniques en sciences infirmières visent plusieurs objectifs, par exemple :

- appliquer des connaissances, des habiletés et des attitudes apprises en classe ou au cours de lectures pour résoudre des problèmes cliniques complexes ;
- apprivoiser le milieu réel de la santé à titre de future professionnelle ;
- développer sa capacité à supporter l'ambiguïté inhérente aux situations cliniques complexes ;
- s'exercer à penser en professionnelle ;
- aiguiser sa pensée critique et son raisonnement clinique en vue de consolider un jugement professionnel sûr ;
- développer son sens des responsabilités et d'imputabilité professionnelles ;
- consolider la pratique du retour réflexif sur l'apprentissage de son expérience.

La préceptrice joue un rôle primordial dans l'atteinte de ces objectifs. Elle sert de modèle, de repère au cours de décisions difficiles, de soutien en vue de diminuer l'anxiété de performance ou d'aide à l'apprentissage dans ces nouvelles expériences. Depuis plusieurs années, des auteurs soutiennent que les stages fournissent l'occasion idéale aux étudiantes d'apprendre de leurs expériences (Armaline et Hoover, 1989 ; Burnard, 1991 ; Deane et Campbell, 1985 ; Guimond, 1998 ; Roth, 1989). D'autres affirment que la préceptrice facilite le «apprendre à apprendre de son expérience» (Dumas, 1995 ; Dumas, 1999 ; Dumas, Villeneuve et Chevrier, 2000). Mais que veut dire plus précisément «apprendre de son expérience»?

2.2 L'APPRENTISSAGE EXPÉRIENTIEL

Le premier auteur qui s'est intéressé à l'expérience comme véhicule de l'apprentissage est Dewey (1933). Ensuite, plusieurs éducateurs, chercheurs et écrivains ont fait évoluer la notion d'apprentissage expérientiel comme construction de savoirs et de sens (Balleux, 2000). La définition de Weil et McGill (1989) a l'avantage de regrouper les idées de base de plusieurs auteurs :

> [L'apprentissage expérientiel est] le processus par lequel une personne [...] s'engage dans une expérience directe et, par la suite, la réfléchit consciemment, la valide, la transforme, afin de lui donner une signification personnelle et sociale et de l'intégrer dans ses nouvelles façons de savoir, d'être, d'agir et d'interagir avec le monde [...] (p. 248)[1].

Pour qu'un apprentissage expérientiel ait lieu, des conditions particulières doivent coexister. Certaines ont été décrites clairement par des auteurs de divers pays au cours des années. De façon générale, l'apprentissage expérientiel :

- a comme point de départ une expérience concrète et personnelle (Boud et Pascoe, 1978 ; Kolb, 1984 ; Parker, Webb et D'Souza, 1995) ;
- survient seulement si l'apprenante réalise une réflexion critique sur cette expérience (Dewey, 1933 ; Kolb, 1984 ; Pfeiffer et Ballew, 1988) ;

---

1. Traduction libre.

- requiert une participation active de l'apprenante pour transformer son expérience en apprentissage (Boud et Pascoe, 1978 ; Kolb, 1984 ; Pfeiffer et Ballew, 1988) ;
- engage la totalité de la personne et non seulement ses facultés cognitives, car l'apprentissage est l'intégration même du vécu à l'expérience réfléchie (Burnard, 1991 ; Pfeiffer et Ballew, 1988 ; Steinaker et Bell, 1979 ; Weil et McGill, 1989).

L'apprentissage expérientiel est donc présent quand la personne peut observer des changements dans ses connaissances, ses sentiments, ses attitudes ou ses habiletés, et que ces modifications résultent de sa réflexion consciente sur une ou des expériences qu'elle vient de vivre. Dans ce sens, l'apprenante qui veut s'adapter à un monde en perpétuel changement, comme celui de l'infirmière, peut apprendre à transformer ses expériences en savoirs et donc « apprendre à apprendre de son expérience ». C'est ce qui est appelé le « savoir-apprendre expérientiel » (Dumas, 1995).

2.3 LE SAVOIR-APPRENDRE EXPÉRIENTIEL

Selon Cunningham (1983), le savoir-apprendre expérientiel signifie qu'une personne cherche de façon autonome à développer des habiletés, à créer des liens, à percevoir des modèles, à établir des relations entre ses expériences afin de pouvoir réinvestir ces savoirs dans des situations futures. C'est un processus de croissance, d'un cheminement, voire d'une attitude de vie en regard de l'apprentissage. De plus, une supervision critique, mais respectueuse, peut favoriser le développement de ce savoir-apprendre chez l'adulte (Dewar et Walker, 1999 ; Dumas, 1995 ; Dumas, 2001 ; Westberg et Hilliard, 2001). Alors, quelles sont les stratégies connues pour accompagner l'étudiante en stage dans cet apprentissage ?

2.3.1 Les stratégies pour favoriser le savoir-apprendre expérientiel

Les infirmières britanniques sont probablement les intervenantes les plus avancées quant à l'application de stratégies de réflexion sur l'expérience ou sur la pratique professionnelle. Elles ont même intégré les principes de base du retour réflexif sur l'expérience dans les réformes gouvernementales en santé dès le début des années 1990 (Spouse et Redfern, 1999). Plusieurs auteurs suggèrent des stratégies aux apprenantes pour favoriser la réflexion sur leur expérience en classe ou en stage et, même si peu d'entre eux ont validé ces suggestions au cours de recherches, ils proposent néanmoins des pistes intéressantes (Bulman et Schutz, 2004 ; Cox, 1996 ; Dewar et Walker, 1999 ; DiRienzo, 1983 ; Dumas, 1995 ; Dumas, 1999a) et 1999b) ; Dumas, 2001 ; Dumas et Saint-Pierre, 1995 ; Dumas, Villeneuve et Chevrier, 2000 ; O'Connor, 2001 ; Parker, Webb et D'Souza, 1995 ; Raingruber et Haffer, 2001 ; Sedlak et Doheny, 1998 ; Spouse et Redfern, 1999 ; Villeneuve, 1994 ; Westberg et Hilliard, 2001). Des professeures ont d'ailleurs expérimenté plusieurs de ces stratégies à l'occasion de stages cliniques à l'Université du Québec en Outaouais.

TABLEAU 2.1   Des exemples de stratégies verbales et écrites

Stratégies verbales	Stratégies écrites
Analyse d'anecdotes de stages	Analyse d'incidents critiques
Discussions réflexives avec un mentor, une superviseure de stage, une préceptrice, une professeure	Analyse réflexive de situations cliniques ou d'interactions infirmière/client
Exercices réflexifs en groupe ou individuellement	Discussions de groupe en ligne par Internet à la suite d'une journée de stage
Jeux de rôles accompagnés de retour réflexif en groupe ou individuel avec la préceptrice	Essai réflexif
Le «Dumas»	Journal axé sur la réflexion
Postcliniques centrées sur la réflexion à partir de l'expérience quotidienne (*debriefing*)	Le «Dumas»
Questionnement répétitif réflexif	

À l'instar de ce que proposent Bulman et Schutz (2004), mais sans y être soumises entièrement, les stratégies connues sont classées en deux catégories : les stratégies verbales et les stratégies écrites. Le tableau 2.1 donne quelques exemples de chacune d'elles.

Peu importe la stratégie retenue, l'apprenante doit se souvenir que le but est de réfléchir en profondeur sur une expérience vécue afin de la transformer en savoirs cognitifs, affectifs ou opératoires, réinvestis dans son quotidien. La structure de la réflexion fait aussi partie de ces diverses stratégies.

Un outil québécois a été développé par l'auteure au cours de ses études doctorales et a été utilisé de diverses façons depuis, soit au cours de recherches cliniques ou de stages au baccalauréat en sciences infirmières. Le «Dumas» est un outil d'évaluation formative du savoir-apprendre expérientiel en stages cliniques en sciences infirmières.

2.3.2 Le «Dumas», un outil d'évaluation formative du savoir-apprendre expérientiel

Le «Dumas» est un outil diagnostique du profil de l'étudiante dans sa façon d'apprendre de son expérience. Cette évaluation formative favorise la discussion entre l'apprenante et sa préceptrice quant aux comportements d'apprentissage adoptés par l'étudiante au cours d'un stage.

Les bases du «Dumas»

Le «Dumas» est basé sur le modèle de savoir-apprendre expérientiel de Chevrier et Charbonneau (1990), lui-même issu du modèle d'apprentissage expérientiel de

Kolb (1984). Le «Dumas» comporte cinq phases qui permettent de déterminer le profil de savoir-apprendre expérientiel de l'étudiante. En effet, savoir apprendre de son expérience suppose un retour réflexif sur son apprentissage afin d'en tirer des leçons. L'apprenante doit d'abord savoir comment elle apprend de son expérience pour ensuite pouvoir retenir ce qui est important et ajuster sa façon d'apprendre. Les phases visent donc à ce que l'étudiante apprenne à :

- puiser dans ses expériences personnelles et professionnelles pour y découvrir ses besoins et ses forces ;
- observer sa démarche d'apprentissage au moment où elle apprend ou peu de temps après ;
- établir des liens entre ses apprentissages et ses propres expériences ou entre ses apprentissages et les expériences d'autrui ;
- comprendre les relations importantes entre les apprentissages et les expériences ;
- expérimenter de nouvelles méthodes.

Les phases du «Dumas» s'apparentent à celles du modèle de Kolb (1984) qui décrivent un processus de construction de savoirs à partir de la réflexion critique sur son expérience. Pour Kolb, le point de départ de tout apprentissage représente une expérience concrète dans laquelle une personne s'investit de façon globale et ouverte afin de produire un vécu riche de sens pour elle (expérience concrète, *feeling*, émotion). Cette personne apprend de cette expérience uniquement après y avoir réfléchi, c'est-à-dire en tentant de la regarder de façon détachée, analytique et objective, ce qui produit des descriptions, des impressions, des sensations qui se rattachent à cette expérience ou à des expériences antérieures (observation réfléchie, *watching*, objectivation). Par la suite, l'apprenante compare ces productions réflexives à des phénomènes plus globaux, des principes théoriques, des expériences d'autrui, des références apprises, afin de maximiser les liens entre la théorie et la pratique (conceptualisation abstraite, *thinking*, réflexion approfondie). C'est après avoir fait la synthèse de ces réflexions et de ces abstractions qu'une nouvelle expérience se construit et se planifie pour être par la suite vérifiée dans une situation concrète et réelle (expérimentation active, *doing*, test de la réalité après la réflexion approfondie). Certes, ces phases font partie d'un cycle, mais elles ne se font pas nécessairement de façon séquentielle ; il peut y avoir des va-et-vient successifs entre les phases.

Selon Kolb (1984), une personne oscille entre deux pôles : sa façon d'aborder le monde (de façon concrète ou abstraite) et sa façon de traiter l'expérience (dans l'action ou dans la réflexion). L'un n'est pas meilleur que l'autre, car ils représentent simplement des façons différentes d'entrer en contact avec l'expérience. Ainsi, une personne peut être stimulée par une idée ou, à l'opposé, par une observation réalisée dans le milieu réel. L'important, c'est qu'elle ne se contente pas de cette idée ou de cette réalité, mais qu'elle la transforme en savoirs par la réflexion poussée et le réinvestissement dans une autre expérience. En fait, l'apprentissage expérientiel ne signifie pas vivre des expériences pour apprendre d'elles, mais correspond plutôt au résultat d'une expérience lucide, volontaire, dans laquelle l'action nourrit la réflexion et la réflexion guide l'action (Bernard, Cyr et Fontaine, 1981).

Ainsi, pour devenir compétente dans la résolution de problèmes, Kolb (1984) soutient qu'une personne doit développer les quatre dimensions de l'apprentissage expérientiel : *feeling, watching, thinking, doing.* Dumas (1995) explique qu'une personne qui se fie uniquement à ses expériences concrètes, sans les réfléchir de façon approfondie (observation réfléchie sur son expérience et conceptualisation abstraite pour faire les liens théoriques), vivra un simple recommencement, expérience après expérience, plutôt qu'un apprentissage réel. De même, l'apprenante qui excelle spontanément au plan des idées, qui est donc plus conceptuelle que concrète dans sa pensée, doit apprendre à vérifier si ses idées ont vraiment du sens dans le milieu réel. Sinon, elle n'apprend pas et ne fait qu'échafauder des idées sans faire d'apprentissage significatif.

À ces quatre phases du modèle de Kolb (1984), Chevrier et Charbonneau (1990) ont ajouté une composante de gestion de l'apprentissage afin de favoriser le retour réflexif de l'apprenante non seulement sur son expérience, mais aussi sur ce qu'elle a appris de cette expérience, donc «apprendre à apprendre de cette expérience» ou «savoir-apprendre expérientiel». Cette gestion comporte des activités de prise de conscience et de planification, de régulation et d'évaluation de ses propres comportements au cours de son apprentissage. Dans la section de la gestion de l'apprentissage du «Dumas», on trouve par exemple des comportements démontrant la volonté d'apprendre, la volonté de gérer ce qui est appris et l'ouverture affective à l'apprentissage durant un stage.

Le «Dumas», un outil utile

Le «Dumas» constitue un outil diagnostique utile à une étudiante et à sa préceptrice au moment d'un stage en sciences infirmières. Il sert à guider l'observation des comportements de l'étudiante afin de faciliter la discussion concernant la façon d'apprendre de l'expérience et, au besoin, la réorientation des efforts de savoir-apprendre. Cette approche joue le rôle d'une évaluation formative, donc représente une sorte de miroir que la préceptrice place devant l'apprenante ou que l'étudiante tient elle-même.

Le «Dumas» est donc un outil d'évaluation qui permet d'encadrer la subjectivité des observations que la préceptrice réalise durant un stage en regard de la façon d'apprendre de l'étudiante. Cet outil de collecte de données sert tant à la préceptrice qu'à la stagiaire elle-même, et sert de base à la rétroaction formative dans un climat de confiance mutuelle. La subjectivité de la préceptrice devient alors une alliée dans les critiques quant à la progression de l'étudiante, un stimulant de l'apprentissage expérientiel. De plus, la préceptrice doit bien connaître les comportements propres à chaque phase afin d'inscrire des anecdotes concernant chaque comportement évalué pour réellement encadrer la discussion formative.

Le «Dumas» se compose de 32 comportements observables répartis à peu près également entre les 5 phases du modèle, à savoir la gestion de l'apprentissage, l'expérience concrète, l'observation réfléchie, la conceptualisation abstraite et l'expérimentation active. Des indicateurs accompagnent les comportements afin de cerner plus précisément ce qui est observé. La préceptrice doit classer ce qu'elle observe sur une échelle de 1 à 3 : 1) «ne répond pas aux attentes»; 2) «répond aux attentes»; et 3) «dépasse les attentes». Elle ne compare pas entre elles les étudiantes d'un même groupe de stage, elle ne note les observations qu'en regard des attentes pour ce stage et à ce moment précis. Elle peut aussi ajouter des anecdotes ou des incidents critiques dans la colonne de droite pour ne rien oublier au moment de la discussion.

Cet outil peut aussi servir de base aux discussions de groupe au cours de post-cliniques, à la condition que le climat s'y prête. Les postcliniques permettent en effet le retour réflexif et critique en groupe, à partir de situations cliniques vécues par une ou des étudiantes. La préceptrice se sert alors de ces expériences pour établir des liens entre la théorie et la pratique, pour approfondir la réflexion sur un sujet, pour apprendre à résoudre un problème étape par étape ou pour permettre aux stagiaires d'observer une experte, la préceptrice, dans sa façon de raisonner comme professionnelle. La préceptrice peut se servir de quelques éléments de l'outil ou de l'outil complet pour l'assister dans ses rétroactions auprès du groupe.

Le «Dumas» a aussi servi de base pour la rédaction d'un journal de bord utilisé en stage (Dumas et Saint-Pierre, 1995). Les comportements observables de chaque phase ont été transformés en questions auxquelles la stagiaire doit répondre dans son journal quotidien. Ces éléments servent alors de guides pour stimuler et encadrer la réflexion et la rédaction du journal.

Des extraits du «Dumas» se trouvent à l'annexe 2.1 du chapitre afin que les préceptrices puissent l'utiliser. Elles peuvent utiliser intégralement ce matériel pendant leur stage. Pour obtenir la permission de l'auteure, il leur suffit de citer la source exacte de ce document. Au besoin, elles peuvent communiquer par courriel avec Louise Dumas à l'adresse suivante : louise.dumas@uqo.ca.

CONCLUSION

Pour intervenir efficacement dans un monde en perpétuel changement, les infirmières doivent développer des habiletés de réflexion sur les expériences qu'elles vivent. Le «savoir-apprendre de son expérience» devient alors un outil inestimable. De plus, «apprendre à apprendre de son expérience» peut être inculqué en stage par la préceptrice qui y consacre les efforts. Finalement, plusieurs stratégies verbales et écrites existent pour favoriser l'apprentissage expérientiel et le savoir-apprendre de son expérience en stage clinique. Le «Dumas» représente donc un outil utile, valide et fiable qui a fait ses preuves.

ANNEXE 2.1
Des extraits du « Dumas »

Code de l'étudiante : _____

Évaluation formative de la démarche d'apprentissage expérientiel de l'infirmière-étudiante en stage clinique

(<u>origine</u> : Dumas, Louise (1994). Évaluation formative de la démarche d'apprentissage expérientiel de l'infirmière-étudiante en stage clinique. Outil développé et validé pour la recherche doctorale : programme interdisciplinaire réseau en éducation. UQAM)

(Ce document ne peut être reproduit en tout ou en partie sans l'autorisation de l'auteure qui peut être rejointe au 614 rue Greene, Gatineau, Québec, Canada J8R 1J2 ou par courriel au <u>louise.dumas@uqo.ca</u> ; a validated English version of this tool is available at this same address)

Informations préliminaires : (révisées janvier 2005)
– Cet outil sert à l'évaluation critique de la démarche d'apprentissage expérientiel d'une étudiante à partir du modèle de Kolb.
– L'étudiante complète cet outil durant un stage.
– La professeure[1] observe la démarche chez l'étudiante et complète aussi un outil pour cette étudiante.
– L'instrument permet de noter les comportements observables de l'étudiante au fur et à mesure du stage. De cette façon, à la fin d'une première partie de stage (au moins quelques jours), il est possible que la professeure brosse un tableau des forces et des faiblesses de l'étudiante quant à sa façon d'apprendre de son expérience.
– Au début de la deuxième partie du stage, l'étudiante et la professeure discutent dans un optique formative, des observations réalisées sur la façon d'apprendre de l'étudiante à ce jour durant ce stage. Suite à cette discussion, l'étudiante peut réajuster ses efforts dans sa façon d'apprendre de son expérience, d'ici la fin du stage. C'est le début du « apprendre à apprendre de son expérience ».
– Il est suggéré de bien garder en mémoire les biais subjectifs de l'observation et de l'évaluation ; il ne s'agit pas d'évaluer sommativement mais formativement.
– Se rappeler aussi qu'il n'y a pas d'ordre établi dans la séquence des comportements ; ils peuvent survenir à tout moment durant l'apprentissage expérientiel. Il est important de noter plusieurs exemples pour voir la progression d'un même comportement durant le stage.

---

1. Professeure réfère ici à professeure clinique, préceptrice, superviseure, monitrice clinique, sans distinction

ANNEXE 2.1 *(suite)*
Des extraits du « Dumas »

Directives pour compléter le « Dumas » :

1. Relire la description de chacune des cinq composantes avant de coter un comportement.
2. *Si le comportement est présent*, le qualifier en entourant le chiffre correspondant à votre choix :
   - le chiffre « 2 » indique le comportement normal attendu dans ce stage pour toutes les étudiantes,
   - le chiffre « 3 » indique une force, une supériorité de l'étudiante dans ce comportement en regard de la normale attendue et non en regard des autres étudiantes du groupe,
   - le chiffre « 1 » indique une faiblesse, un besoin d'amélioration notable de ce comportement de l'étudiante en regard de la normale attendue et non en regard des autres étudiantes du groupe,
3. *Si le comportement n'est pas présent,* entourer n/o pour non observé.
4. Ajouter des anecdotes, des incidents critiques, des exemples concrets tirés du stage, des remarques en guise d'aide-mémoire personnel de ce qui a guidé votre choix de cote.

GESTION DE L'APPRENTISSAGE : Composante durant laquelle l'apprenante porte attention à son apprentissage, donnant lieu à des observations, des réflexions, des décisions et des actions reliées à sa démarche d'apprentissage. L'apprenante pose un regard critique sur sa démarche d'apprentissage. C'est la composante qui donne un sens métacognitif aux attitudes et aux conduites des autres composantes.

Comportements à évaluer pour cette composante	Cote	Anecdotes, remarques
1. Manifeste une volonté d'apprendre dans ses paroles, ses écrits et/ou ses attitudes face au stage. (*indicateurs* : désir de s'approprier l'objet d'apprentissage ; est disposée à recevoir de l'information ; cherche des occasions de s'approcher de l'objet d'apprentissage)	1 2 3 n/o	
2. Démontre une volonté de prendre en charge ses apprentissages dans ce stage. (*indicateurs* : démontre sa volonté de structurer sa démarche d'apprentissage ; cherche des moyens personnels pour organiser son apprentissage ; identifie ses erreurs comme source potentielle d'apprentissage ; initie certaines démarches à faire)	1 2 3 n/o	

ANNEXE 2.1 (*suite*)

Des extraits du « Dumas »

Comportements à évaluer pour cette composante	Cote	Anecdotes, remarques
3. Démontre une ouverture affective à l'égard de l'apprentissage à réaliser durant ce stage. (*indicateurs* : ouverture à la critique, à la confrontation ; sentiment de sécurité face à une menace telle qu'échec, jugement négatif ; réceptivité à la nouveauté malgré la lourdeur du stage, les tâches inhabituelles ; intérêt face aux rencontres individuelles et de groupe)	1 2 3 n/o	
4. Identifie ses objectifs personnels d'apprentissage pour ce stage. (*indicateurs* : nomme l'objet d'apprentissage ; explicite son intention d'apprentissage et non son intention d'action qui est du domaine de l'expérimentation active ; s'approprie les objectifs du stage ; clarté, précision)	1 2 3 n/o	
5. Ajuste ses comportements d'apprentissage aux objectifs qu'elle poursuit. (*indicateurs* : rythme, ajuste, discipline ses comportements d'apprentissage ; gère la durée de son apprentissage ; pose un diagnostic sur l'état d'avancement de son apprentissage)	1 2 3 n/o	
6. Porte un jugement sur la démarche et les produits de son apprentissage en rapport avec l'intention d'apprentissage. (*indicateurs* : juge ce qui a été appris ou non, la méthodologie d'apprentissage, les phases du cycle, les ressources utilisées, les effets affectifs sur sa motivation et son image de soi ; il s'agit ici de l'intention d'apprendre et non de celle d'agir qui relève de l'expérimentation active)	1 2 3 n/o	
7. Formule ce qui peut, pourra ou pourrait être fait en regard de sa démarche d'apprentissage et ses produits d'apprentissage dans le futur. (*indicateurs* : énonce des intentions en regard de sa manière d'apprendre ou de l'objet d'apprentissage ; peut même identifier la phase du cycle d'apprentissage qui lui pose le plus de problème)	1 2 3 n/o	

ANNEXE 2.1 *(suite)*

Des extraits du « Dumas »

En résumé pour cette composante :

– forces :

– faiblesses :

EXPÉRIENCE CONCRÈTE : Composante durant laquelle l'apprenante entre en interaction avec l'environnement, permettant, à l'égard d'une expérience particulière, la formation d'un vécu multidimensionnel riche et varié, à la fois cognitif (le pensé et le perçu), affectif (le ressenti) et opératoire (le voulu et le fait).

**Pour pouvoir coter correctement les comportements de cette composante, la professeure doit inférer ces comportements à partir de ce que l'étudiante dit ou démontre puisque généralement, elle n'a pas été observée au moment où elle vivait cette expérience. C'est pourquoi les comportements sont écrits au passé. Il faut aussi porter une attention plus grande à différencier ce qui est du domaine de l'expérience concrète et ce qui est du domaine de l'observation réfléchie.

Comportements à évaluer pour cette composante	Cote	Anecdotes, remarques
8. Démontre la volonté qu'elle avait de s'immerger activement dans l'expérience concrète du stage. (*indicateurs :* tentait de capter les informations pertinentes ; demeurait éveillée, active ; maintenait une attention soutenue ; avait une attitude d'ouverture à l'expérience spontanée)	1 2 3 n/o	
9. Exprime une difficulté, un problème qu'elle a rencontré pendant l'expérience concrète. (*indicateurs :* reconnaît une difficulté ou un problème sur lequel elle voulait porter son attention ; l'exprime de façon manifeste)	1 2 3 n/o	
10. Rapporte une action spontanée, concrète qu'elle a réalisée. (*indicateurs :* agissait spontanément ; ne planifiait pas quelque chose à vérifier car ceci relève de l'expérimentation active ; observait les résultats immédiats de son action)	1 2 3 n/o	
11. Rapporte qu'elle a distingué les éléments vus, perçus, entendus, touchés,... dans l'environnement en vue de choisir des informations pertinentes pour l'action. (*indicateurs :* explorait son environnement ; sélectionnait des éléments particuliers de l'environnement)	1 2 3 n/o	

➡

ANNEXE 2.1 (*suite*)

Des extraits du « Dumas »

Comportements à évaluer pour cette composante	Cote	Anecdotes, remarques
12. Exprime des sentiments suscités par l'expérience. (*indicateurs* : laissait émerger les divers sentiments suscités par l'expérience ; partageait des sentiments suscités par l'expérience)	1 2 3 n/o	
13. Exprime une réflexion ou un raisonnement qu'elle a fait dans l'action. (*indicateurs* : étudie, songe à l'action et non à l'apprentissage qui relève de la gestion de l'apprentissage)	1 2 3 n/o	

En résumé pour cette composante :

– forces :

– faiblesses :

OBSERVATION RÉFLÉCHIE : Phase durant laquelle l'apprenante objective le vécu relié à l'expérience concrète permettant la production d'observations et de réflexions (descriptions, interprétations, évaluations, *patterns*) liées directement à cette expérience particulière et, parfois, à d'autres expériences vécues par elle ou par d'autres. Dans cette composante, l'apprenante est encore liée intimement à l'expérience qu'elle vient de vivre et/ou des expériences antérieures.

Comportements à évaluer pour cette composante	Cote	Anecdotes, remarques
14. Cherche à décrire l'expérience qu'elle vient de vivre en prenant le rôle d'observatrice. (*indicateurs* : cherche à suspendre son action pour la remettre en question ; se détache suffisamment de l'expérience pour l'examiner de l'extérieur)	1 2 3 n/o	
15. Cherche à expliquer la concordance entre son expérience et les réflexions que celle-ci suscite. (*indicateurs* : cherche à être fidèle lorsqu'elle rapporte l'expérience vécue ; souci d'exactitude dans ses descriptions ; recherche la justesse et la logique entre l'expérience et ses observations)	1 2 3 n/o	

ANNEXE 2.1 (*suite*)

Des extraits du « Dumas »

Comportements à évaluer pour cette composante	Cote	Anecdotes, remarques
16. Identifie des régularités ou des *patterns* particuliers dans l'expérience présente ou à travers plusieurs expériences. (*indicateurs* : reconnaît un *pattern* dans cette expérience ou dans des expériences personnelles antérieures ; j'ai toujours pensé que… ; j'ai toujours fait… ; rapporte des *patterns* semblables ou différents vécus par d'autres)	1 2 3 n / o	
17. Exprime un jugement sur l'expérience et/ou ses effets en rapport avec l'intention d'action. (*indicateurs* : juge des éléments ou l'ensemble de son expérience ; évalue les effets affectifs de l'expérience sur sa motivation, son image de soi ; il s'agit ici de l'intention d'agir et non celle d'apprendre qui relève de la gestion de l'apprentissage)	1 2 3 n / o	
18. Recherche la signification de ce qui s'est passé dans l'expérience. (*indicateurs* : explique des éléments de l'expérience ; établit des liens entre les éléments de son expérience ; interprète ce qui s'est passé de façon à donner un sens aux relations entre les éléments de l'expérience)	1 2 3 n / o	
19. Compare l'expérience actuelle à d'autres expériences (les siennes ou celles d'autrui) (*indicateurs* : cherche les ressemblances et les différences entre l'expérience actuelle et d'autres expériences, les siennes ou celles rapportées par autrui)	1 2 3 n / o	
20. Décrit son expérience en changeant de perspective de façon à en retirer le maximum d'informations. (*indicateurs* : tente d'examiner son expérience de façon différente ; démontre de la créativité en le faisant ; propose des explications alternatives à ce qu'elle avait pensé)	1 2 3 n / o	
21. Formule un énoncé se référant à ce qui peut, pourra ou pourrait être fait en termes d'action dans le futur. (*indicateurs* : énoncé formulé en termes d'agir et non en termes d'apprentissage qui relève de la gestion de l'apprentissage)	1 2 3 n / o	

➡

ANNEXE 2.1 (*suite*)
Des extraits du « Dumas »

En résumé pour cette composante :
– forces :
– faiblesses :

CONCEPTUALISATION ABSTRAITE : Composante durant laquelle l'apprenante généralise le vécu relié à l'expérience, permettant la formulation de conceptualisations (concept, principe, règle, modèle ou théorie) <u>indépendante de l'expérience concrète particulière</u> et pouvant s'appliquer aussi bien à une personne qu'à une chose ou à un phénomène. <u>Dans cette composante, l'apprenante se détache de toute expérience particulière, y compris celle qu'elle vient de vivre.</u>

Comportements à évaluer pour cette composante	Cote	Anecdotes, remarques
22. Exprime une volonté de généraliser sous un concept unique des expériences diverses. (*indicateurs* : veut passer de la particularité d'une ou de plusieurs expériences à la généralité de plusieurs expériences vécues ou connues ; s'ouvre sur des faits globaux et non particuliers)	1 2 3 n/o	
23. Exprime une volonté d'intégrer ses nouvelles connaissances à ses connaissances antérieures. (*indicateurs* : veut incorporer ses idées dans son schéma mental habituel ; faire siennes ses généralisations)	1 2 3 n/o	
24. Explique un phénomène général extrait de ses expériences personnelles. (*indicateurs* : clarifie, organise, structure, illustre des faits sous un même modèle de pensée)	1 2 3 n/o	
25. Exprime un exemple vécu pour illustrer son nouveau modèle de pensée. (*indicateurs* : fait des liens entre ce qu'elle vient de vivre et ce qu'elle en retire comme modèle de pensée, schéma mental, conceptualisations personnelles)	1 2 3 n/o	

Comportements à évaluer pour cette composante	Cote	Anecdotes, remarques
26. Compare son nouveau modèle de pensée à d'autres modèles de pensée (les siens ou ceux d'autrui) (*indicateurs* : examine les ressemblances et les différences entre cette nouvelle façon de penser et des modèles antérieurs, les siens ou ceux d'autrui)	1 2 3 n/o	
27. Exprime qu'elle est en train de modifier sa façon de voir les choses. (*indicateurs* : établit des liens avec ses modèles passés ; s'approprie son nouveau modèle de pensée ; l'intègre à sa nouvelle façon de voir les choses)	1 2 3 n/o	

En résumé pour cette composante :

– forces :

– faiblesses :

EXPÉRIMENTATION ACTIVE : Composante durant laquelle l'apprenante vérifie, <u>par une expérience planifiée et une attitude critique</u>, la validité théorique ou pratique d'observations de conceptualisations.

Comportements à évaluer pour cette composante	Cote	Anecdotes, remarques
28. Analyse les résultats obtenus lors de l'expérimentation. (*indicateurs* : décrit les résultats ; dégage des régularités ; tente de structurer un tout cohérent)	1 2 3 n/o	
29. Porte un jugement sur les résultats de l'expérimentation. (*indicateurs* : juge les résultats d'après son nouveau modèle de pensée qu'elle voulait tester ; juge l'intention d'agir et non d'apprendre qui relève de la gestion de l'apprentissage)	1 2 3 n/o	

Des extraits du « Dumas »

Comportements à évaluer pour cette composante	Cote	Anecdotes, remarques
30. Recherche la signification de ce qui s'est passé dans l'expérimentation. (*indicateurs* : confirme ou infirme le modèle de pensée expérimenté ; donne un sens à ce qui s'est passé dans l'expérimentation ; tire des conclusions, des interprétations de ce qui s'est passé dans l'expérimentation)	1 2 3 n/o	
31. Compare l'expérimentation actuelle à d'autres expériences antérieures (les siennes ou celles d'autrui). (*indicateurs* : recherche des ressemblances, des différences entre des expériences ; cherche à en dégager des *patterns* ; il peut s'agir de ses expériences ou de celles d'autrui)	1 2 3 n/o	
32. Exprime un point de vue basé sur des réflexions ou des observations, pour pousser plus loin l'expérimentation. (*indicateurs* : formule un énoncé, une inférence, une déduction logique ; articule un raisonnement qui permet de pousser plus loin l'expérimentation)	1 2 3 n/o	

En résumé pour cette composante :

– forces :

– faiblesses :

RÉFÉRENCES

Armaline, W. D. et Hoover, R. L. (1989). «Field experience as a vehicle for transformation: Ideology, education, and reflective practice». *Journal of Teacher Education*, vol. 40, n° 2, p. 42-48.

Balleux, A. (2000). «Évolution de la notion d'apprentissage expérientiel en éducation des adultes: Vingt-cinq ans de recherche». *Revue des sciences de l'éducation*, vol. 27, n° 1, p. 263-285.

Bernard, H., Cyr, J. et Fontaine, F. (1981). *L'apprentissage expérientiel*. Montréal: Université de Montréal, Services pédagogiques.

Boud, D. et Pascoe, J. (1978). *Experiential learning: Developments in Australian post-secondary education*. Sydney: Australian Consortium on Experiential Education.

Bulman, C. et Schutz, S. (2004). *Reflective practice in nursing: The growth of the professional practitioner*. 3rd edition. Oxford: Blackwell Publishing, 200 p.

Burnard, P. (1991). *Experiential learning in action*. Brookfield: Avebury, 313 p.

Chevrier, J. et Charbonneau, B. (1990). *Le savoir-apprendre chez l'adulte: Attitudes et conduites cognitives*. Communication présentée au 58e congrès de l'ACFAS, Québec.

Cox, K. (1996). «Teaching and learning clinical supervision». *Medical Education*, vol. 30, p. 90-96.

Cunningham, B. A. (1983). Teaching as being: the right to personhood. Curriculum praxis, n° 6. Edmonton: University of Alberta, Department of Secondary Education, 18 p.

Deane, D. et Campbell, J. (1985). *Developing professional effectiveness in nursing*. Reston: Prentice Hall, 264 p.

Dewar, B. J. et Walker, E. (1999). «Experiential learning: Issues for supervision». *Journal of Advanced Nursing*, vol. 30, n° 6, p. 1459-1467.

Dewey, J. (1933). *How we think: A restatement of the relation of the reflective thinking to the educative process*. Lexington: D. C. Heath, 301 p.

DiRienzo, J. N. (1983). «Before client care: An interactive conference». *Journal of Nursing Education*, vol. 22, p. 84-86.

Dumas, L. (1995). «Élaboration et validation d'un instrument d'évaluation formative du savoir-apprendre expérientiel d'infirmières-étudiantes en stage clinique en sciences infirmières». Thèse de doctorat non publiée, Montréal: Université du Québec à Montréal.

Dumas, L. (1999a). «Improving the ability to learn from experience in clinical settings». Dans *Successful supervision in health care practice: Promoting professional development*, J. Spouse et L. Redfern. Londres: Blackwell Science, p. 84-93.

Dumas, L. (1999b). «Le "Dumas", un outil novateur d'évaluation de la démarche de savoir-apprendre expérientiel». *L'Infirmière du Québec*, vol. 6, n° 3, p. 46-47.

Dumas, L. (2001). *Cahier d'orientation initiale des superviseures de stages*. Document non publié, Hull: Université du Québec à Hull, Département des sciences infirmières.

Dumas, L. et Saint-Pierre, C. (1995). «L'étudiante adulte peut-elle évaluer adéquatement sa façon d'apprendre de son expérience?». Actes du colloque de l'Association internationale de pédagogie universitaire (AIPU) *Enseignement supérieur: Stratégies d'enseignement appropriées*. Hull: Université du Québec à Hull, p. 139-144.

Dumas, L., Villeneuve, J. et Chevrier, J. (2000). «A tool to evaluate how to learn from experience in clinical settings». *Journal of Nursing Education*, vol. 39, n° 6, p. 251-258.

Guimond, P. (1998). «Étude des interventions verbales de la préceptrice dans une perspective de développement de la pensée critique de l'étudiante en sciences infirmières». Thèse de doctorat non publiée, Hull: Université du Québec à Hull.

Kolb, D. A. (1984). *Experiential learning: Experience as the source of learning and development*. Englewood Cliffs: Prentice Hall, 467 p.

O'Connor, A. (2001). *Clinical instruction and evaluation : A teaching resource.* Sudbury : Jones & Bartlett Publishers, 283 p.

Parker, D. L., Webb, J. et D'Souza, B. (1995). «The value of critical incident analysis as an educational tool and its relationship to experiential learning». *Nurse Education Today*, vol. 15, p. 111-116.

Pfeiffer, J. W. et Ballew, A. C. (1988). *Using structured experiences in human resource development.* San Diego : Pfeiffer & Co, 109 p.

Raingruber, B. et Haffer, A. (2001). *Using your head to land on your feet : A beginning nurse's guide to critical thinking.* Philadelphia : Davis, 176 p.

Roth, R. A. (1989). «Preparing the reflective practitioner : Transforming the apprenticeship through the dialectic». *Journal of Teacher Education*, vol. 40, n° 2, p. 31-35.

Sedlak, C. A. et Doheny, M. O. (1998). «Peer review through clinical rounds : A collaborative critical thinking strategy». *Nurse Educator*, vol. 23, n° 5, p. 42-45.

Spouse, J. et Redfern, L. (1999). *Successful supervision in health care practice : Promoting professional development.* Londres : Blackwell Science, 188 p.

Steinaker, N. W. et Bell, N. R. (1979). *Experiential taxonomy : Educational psychology.* New York : Academic Press, 214 p.

Villeneuve, L. (1994). *L'encadrement du stage supervisé.* Montréal : Éditions Saint-Martin, 200 p.

Weil, S. W. et McGill, I. (1989). *Making sense in experiential learning : Diversity in theory and practice.* Oxford : Open University Press, 304 p.

Westberg, J. et Hilliard, J. (2001). *Fostering reflection and providing feedback : Helping others learn from experience.* New York : Springer Publishing, 110 p.

Chapitre 3

La dimension pédagogique de la supervision clinique

Hélène Sylvain
Mario Dubé
Sonia Dubé
Louise Lebrun

INTRODUCTION

Ce chapitre s'intéresse à la dimension pédagogique de la supervision clinique. Pour soutenir les préceptrices dans le développement de leur compétence pédagogique, nous présentons une approche basée sur deux cadres théoriques : celui du développement de la compétence selon Benner et celui du traitement de l'information issu du modèle cognitiviste.

3.1 L'INFIRMIÈRE QUI DEVIENT PRÉCEPTRICE

La compétence dans une discipline professionnelle s'acquiert notamment par la formation théorique, mais aussi, et surtout, par des pratiques cliniques supervisées (Field, 2004). L'apprentissage en milieu clinique permet de lier la théorie à la pratique (Hsu, 2006). Cependant, une bonne compréhension théorique du soin chez la novice ne garantit pas son application efficace dans la pratique (McCaugherty, 1991). Le rôle de la préceptrice[1] peut grandement favoriser chez la stagiaire ce transfert de connaissances. D'ailleurs, comme le signale Benner (1995), les compétences professionnelles deviennent plus fiables, et l'étudiante peut les mettre en pratique plus rapidement si elles reposent sur de bonnes bases pédagogiques.

Malgré tout, quand une infirmière clinicienne accepte de contribuer à la formation de la relève infirmière et devient préceptrice dans son milieu clinique, son nouveau rôle peut devenir une source de stress au cours du stage. Bien que la superviseure soit choisie pour son expertise clinique, devenir formatrice n'est pas un processus inné : il doit s'acquérir. En d'autres termes, on peut se former à mieux superviser.

Nous proposons dans ce chapitre une approche pédagogique associée à deux cadres théoriques qui fourniront à la préceptrice un éclairage quant à son rôle et à ses fonctions de formatrice. De plus, certaines stratégies pédagogiques, issues de ces cadres, faciliteront l'articulation et le transfert de la théorie à la pratique chez les stagiaires.

3.2 LE DÉVELOPPEMENT DE LA COMPÉTENCE

On entend souvent dire qu'une infirmière est une experte dans son domaine, qu'une autre est compétente pour telle fonction ou encore qu'une infirmière d'expérience se sent comme une novice quand elle change d'unité ou de service. Les infirmières connaissent bien ces termes, mais leur donnent-elles toutes le même sens ?

3.2.1 Le modèle du développement de la compétence infirmière de Benner

Patricia Benner (1995), une infirmière-chercheuse américaine, a exposé une théorie sur les stades de développement de l'expertise en soins infirmiers, inspirée du modèle d'acquisition de compétence de S. Dreyfus, mathématicien-analyste, et H. Dreyfus, philosophe (Dreyfus et Dreyfus, 1980). Ce modèle établit que l'apprenant passe par cinq stades successifs pour atteindre l'expertise : novice, débutant, compétent, performant et expert. Benner a retenu les cinq stades du modèle des Dreyfus et les a transposé aux soins infirmiers. De plus, elle a validé, par ses travaux de recherches, les caractéristiques des comportements que les infirmières adoptent au cours des cinq étapes menant à l'acquisition de l'expertise. Le tableau 3.1, à la page suivante, résume les principales caractéristiques des cinq stades de compétence selon Benner.

---

1. Dans ce texte, les termes «préceptrice», «superviseure» et, parfois, «mentor» sont utilisés indifféremment.

TABLEAU 3.1 Les caractéristiques des cinq stades de compétence

Niveau	Temps approximatif	Caractéristiques
Novice	Au début de sa formation	• Utilise les connaissances acquises dans les cours théoriques. • Est pratiquement incapable d'établir des priorités au regard de situations de soins complexes. • Exécute une tâche en monopolisant beaucoup sa concentration.
Débutante	Au terme de sa formation	• Agit en fonction de critères généraux pour chaque situation. • Reconnaît certains aspects isolés d'une situation clinique. • Donne à tous les attributs la même importance. • A de la difficulté à établir les priorités au regard de situations de soins complexes.
Compétente	Après 1 à 2 ans de pratique dans une même unité de soins	• A un sentiment de maîtrise et d'une plus grande efficacité. • Fait une planification consciente dans une perspective à plus long terme. • Est plus organisée dans son travail. • Se sent plus à l'aise à ce stade.
Performante	Après 3 à 5 ans de pratique dans une même unité de soins	• A la capacité de percevoir les problèmes d'une façon globale. • Reconnaît ce qui est typique ou anormal dans une situation de soins grâce à son expérience. • Prend des décisions plus facilement et plus rapidement. • Détermine clairement ses priorités et est capable de les justifier.
Experte	Après plus de 5 ans de pratique dans une même unité de soins	• Saisit l'ensemble d'une situation de façon intuitive ou globale. • Choisit des priorités et des pistes de solutions naturellement, sans faire une analyse des différentes hypothèses. • Reconnaît les principaux schèmes de réponses des clients. • Développe des automatismes.

Sources : Inspiré de Benner, 1995, 2004.

Pour Benner (1995), l'acquisition de la compétence infirmière dépend du rythme d'apprentissage propre à chacun, du niveau de formation de la personne ainsi que de la richesse et de la variété des expériences cliniques rencontrées. Ce n'est donc pas le nombre d'années qui détermine le niveau d'expertise, mais plutôt la réflexion sur la pratique et les connaissances cliniques acquises au cours des années. Certains auteurs mentionnent la « sagesse pratique » pour désigner les connaissances développées par l'expérience clinique par rapport aux connaissances théoriques, basées sur les modèles théoriques, la science et les résultats de recherche (Spouse, 2001).

3.2.2 Le lien entre novice et experte

Grâce au modèle de Benner (1995), la préceptrice porte un regard différent sur son activité d'encadrement, afin qu'elle se positionne plus justement au regard de sa fonction d'infirmière et de formatrice. Bien souvent, la préceptrice a atteint le niveau d'experte dans son rôle de clinicienne, mais redevient novice ou débutante dans ses fonctions d'enseignante. Cette considération peut être utile pour mieux comprendre les écarts de performance lorsqu'elle assume ses deux fonctions, clinicienne et préceptrice, dans une même journée de travail.

Ce même décalage se fait sentir lorsque l'infirmière experte s'adresse à l'étudiante novice afin de lui transmettre un savoir clinique. Les positions sont si extrêmes que la stagiaire peut vivre un sentiment d'incompétence pour une tâche courante issue d'un milieu spécialisé, alors que la préceptrice n'a pas pensé qu'il pouvait y avoir de difficulté particulière.

Frenette-Leclerc (1992) énonce certains avantages à utiliser le modèle de Benner (1995) pour comprendre le développement de la compétence infirmière. En effet, la connaissance de ces niveaux de compétence favorise la motivation et l'autonomie dans l'apprentissage, puisque l'infirmière novice voit qu'elle peut avancer et évoluer vers une plus grande aisance professionnelle. Donc, chez les plus jeunes étudiantes, cette connaissance pourra diminuer l'anxiété : elles savent que le passage à travers différents niveaux est nécessaire et normal, puisqu'elles s'insèrent dans un processus d'évolution professionnelle. Quant aux préceptrices expertes, leur connaissance de ce modèle contribuera à augmenter leur tolérance à l'égard des plus jeunes et à affirmer leur vigilance dans leur tâche de supervision.

La novice ne peut apprendre que ce qu'elle perçoit clairement dans la pratique et la préceptrice experte n'a pas toujours la facilité voulue pour communiquer ses connaissances et son savoir clinique (Benner, 1995). Nous savons que les experts ont de la difficulté à décortiquer leurs processus cognitifs. En effet, les recherches menées auprès d'experts laissent voir que leur réseau de connaissances s'organise si bien qu'ils ont l'impression que l'action précède la réflexion (Sylvain, 1994). Dans ce cas, on parle d'approche globale d'une situation et de savoir intuitif (Benner, 2004 ; Field, 2004 ; Spouse, 2001). La préceptrice doit donc inciter la stagiaire à préciser ce qu'elle sait déjà et ce qu'elle ignore d'une situation de soins. Elle doit trouver des moyens pour expliquer la pratique le plus clairement possible par l'intermédiaire de concepts théoriques. Ainsi, une partie du succès réside dans l'encadrement par un « mentor » qui possède une bonne expertise clinique et un grand bagage de connaissances théoriques (Field, 2004).

Plusieurs recherches laissent voir qu'une personne qualifiée de « bon mentor » est disponible, possède de bonnes habiletés interpersonnelles, a une vision positive de l'enseignement, porte attention à l'apprentissage, assure la sécurité des clients, planifie des activités, supervise et soutient la stagiaire, donne une rétroaction constructive et, finalement, a de bonnes connaissances cliniques et habiletés professionnelles (Andrews et Wallis, 1999 ; Hsu, 2006). Darling (1984) détermine trois préalables essentiels pour un mentorat réussi : une attraction mutuelle, un respect mutuel et du temps et de l'énergie consacrés à la formation. À l'inverse, un mentor inefficace montre de la rigidité, offre peu d'empathie, accorde un faible soutien, se situe loin des préoccupations de l'étudiante, n'enseigne pas, ne tolère pas les erreurs et conduit une évaluation axée sur les aspects négatifs du stage (Kilminster et Jolly, 2000).

Nous ne saurions trop insister sur cette passerelle que l'étudiante doit construire entre la théorie et la pratique. Pour Benner (1995), la pratique se révèle souvent plus complexe que la théorie et présente plus d'éléments à considérer simultanément que l'on ne pourrait en dégager par cette seule théorie. Or, les expériences qui se présentent à l'étudiante sont parfois si riches qu'elle peut difficilement les lier à la théorie sans soutien. Ainsi, il devient prioritaire que les préceptrices apprennent à communiquer leur art, leur savoir clinique, leur sagesse pratique (Spouse, 2001).

Afin de favoriser le développement des compétences pédagogiques chez la préceptrice, nous proposons le modèle pédagogique cognitiviste. L'objectif est de fournir un cadre théorique qui facilite la compréhension du processus d'apprentissage et qui précise davantage la fonction d'enseignement.

3.3 LE MODÈLE COGNITIVISTE

Cet ouvrage présente quelques modèles théoriques pour soutenir les notions d'enseignement et d'apprentissage en milieu clinique, notamment l'apprentissage expérientiel et la pratique réflexive. Ces modèles fort intéressants sont de plus en plus associés à la supervision clinique (Spouse, 2001). Cependant, plusieurs auteurs indiquent que la formation ne peut se limiter au seul modèle de la pratique réflexive (Gilbert, 2001 ; Spouse, 2001). En fait, cette approche doit faire partie du coffre à outils des préceptrices sans pour autant n'en devenir que le seul outil. Par ailleurs, certains auteurs associent la pratique réflexive aux niveaux de compétence les plus élevés du modèle de Benner, soit «compétente» et «expérimentée» (Fowler et Chevannes, 1998). De plus, ce type de pratique est tributaire de l'engagement et de la disponibilité de la préceptrice. Cette infirmière expérimentée peut réfléchir sur sa pratique, car elle a vécu des expériences antérieures. Pour l'étudiante novice ou pour la débutante, cette réflexion est plus difficile, car elle manque d'expériences pour l'alimenter (Kilminster et Jolly, 2000). Cela peut donc devenir une méthode inappropriée et une source de frustration (Fowler et Chevannes, 1998), car l'étudiante «ne sait pas qu'elle ne sait pas». Le modèle cognitiviste peut alors fournir une ancre théorique intéressante dans le domaine de l'enseignement clinique.

Le courant cognitiviste s'appuie notamment sur la théorie du traitement de l'information. Cette théorie propose d'abord une conception de ce qui se «passe dans la tête» de l'apprenante lorsque cette dernière traite l'information venant de son environnement et suggère ensuite diverses stratégies afin de faciliter le processus d'apprentissage (Vienneau, 2005). Le modèle cognitiviste se positionne donc en regard du «comment» de l'apprentissage. De cette conception, c'est l'apprentissage et l'enseignement qui se trouvent transformés simultanément (Tardif, 1992). Une perception plus éclairée du processus d'apprentissage chez la stagiaire devrait donc aider la préceptrice à mieux définir ses fonctions d'enseignante.

Ainsi, la connaissance ne peut pas simplement se recevoir ou se transmettre, elle doit se construire individuellement (Donnadieu, Genthon et Vial, 1998). En fait, la stagiaire doit se prendre en main pour acquérir des connaissances, mais les interventions pédagogiques d'une préceptrice avisée peuvent l'aider à y arriver.

3.3.1 Le traitement de l'information

L'activité cognitive se conçoit et s'exécute selon une séquence d'étapes de traitements. La mémoire joue le rôle « d'unité centrale » du traitem/ent des informations (Tardif, 1992). Ainsi, l'enregistrement de l'information désigne le processus, ou les étapes de traitement, par lesquels l'information est emmagasinée dans cette même structure (Martineau, 1998). La mémoire se compose d'une mémoire sensorielle, d'une mémoire de travail et d'une mémoire à long terme.

La mémoire des sens (vue, odorat, goût, ouïe et toucher) constitue la porte d'entrée de l'information (Martineau, 1998). Un milieu clinique qui présente des événements, ou stimuli, riches et variés a des chances de favoriser chez la stagiaire le cumul d'apprentissages tout aussi riches et variés. Sous une forme encore non traitée, l'information se trouvant dans le registre sensoriel ne peut être retenue que quelques secondes (Matlin, 2001).

La mémoire de travail, ou mémoire à court terme (MCT), pour sa part, se veut le siège de la transformation de l'information (Martineau, 1998). Elle est limitée en ce qui a trait à la durée et au nombre d'informations qui peuvent être traitées (Matlin, 2001). Cette mémoire permet de traiter de 5 à 9 éléments simultanément pendant une durée de 15 à 30 secondes (Vienneau, 2005). De là l'importance d'éviter la surcharge cognitive en début de stage. En effet, la stagiaire doit prendre le temps nécessaire pour emmagasiner les nouvelles informations et arriver ainsi à leur donner un sens avant l'encodage dans la mémoire à long terme. Étant donné les limites de cette mémoire de travail, une surstimulation d'informations ne sera pas nécessairement avantageuse pour la stagiaire. La préceptrice ne devrait donc pas se surprendre de voir sa stagiaire incapable de traiter et d'enregistrer simultanément tout ce qui se passe autour d'elle. C'est pourquoi les répétitions s'avèrent très utiles en enseignement et ne devraient pas être perçues comme une banale activité de radotage.

Finalement, la mémoire à long terme (MLT) constitue la mémoire de rangement dont la capacité est illimitée. Elle sert à emmagasiner des connaissances préalablement traitées dans la MCT, c'est pourquoi ces connaissances sont dites « antérieures » (Tardif, 1992). Aussi, elles devraient être accessibles pour servir ultérieurement.

Les recherches concernant le traitement de l'information mettent en évidence deux types de systèmes de classement des connaissances différents sur le plan du contenu et du fonctionnement : la mémoire sémantique et la mémoire épisodique (Sylvain, 1994). La mémoire sémantique contient des informations générales et abstraites tels les concepts, les règles, les lois, les théories. L'ensemble des connaissances que possède un individu se trouve dans cette mémoire et est lié en réseau. Ce contenu est relativement stable et s'oublie peu facilement. La mémoire épisodique contient plutôt des informations relatives aux expériences concrètes vécues dans des lieux précis et à des moments précis ; c'est la mémoire autobiographique. Elle évolue constamment, c'est pourquoi son contenu s'oublie facilement.

Nous distinguons la mémoire sémantique et la mémoire épisodique pour mettre en évidence le fait que chaque expérience clinique est d'abord enregistrée dans la mémoire épisodique, ce qui explique que l'intensité, la proximité et la fréquence de l'expérience peuvent influencer le jugement clinique (Sylvain, 1994). La création de liens entre une situation et le réseau de connaissances de la mémoire sémantique permet d'enrichir ce réseau. Ainsi, l'expertise s'acquiert en répétant plusieurs expériences dans des circonstances différentes et en activant les connaissances antérieures qui permettent de les expliquer et de les classer. Ce lien permet la création de divers chemins d'accès aux connaissances de la MLT et l'élaboration d'un réseau de plus en plus complet. La création de ces chemins d'accès est plus difficile chez la stagiaire que chez la préceptrice, d'une part, parce que ses expériences cliniques sont peu nombreuses et trop diversifiées et, d'autre part, parce que ses connaissances emmagasinées dans la MLT sont souvent limitées et morcelées (Sylvain, 1994). Ces connaissances sur la mémoire permettent de mieux cibler les activités d'apprentissage en stage et mettent l'accent sur l'importance de la réflexion dans l'action.

3.3.2 Les caractéristiques d'une approche cognitiviste

Le concept d'apprentissage selon une approche cognitiviste désigne un processus d'acquisition et d'intégration de nouvelles connaissances réutilisables (Tardif, 2000). Ouellet (1997) rappelle les cinq principales caractéristiques qui se dégagent de l'approche cognitiviste :

1. L'apprentissage est un processus actif et constructif. La stagiaire ne peut demeurer passive lorsqu'elle reçoit des informations. La préceptrice doit donc s'assurer de la participation et de l'implication de la stagiaire dans son projet d'apprentissage. Parfois, la préceptrice doit expliquer les informations présentes dans une situation de soins complexes en les décortiquant et en les réorganisant afin qu'elles apparaissent plus claires à la stagiaire, facilitant ainsi la construction de son réseau de connaissances.

2. L'apprentissage nécessite le recours aux connaissances antérieures. Des liens doivent s'établir entre les connaissances déjà acquises et les nouvelles informations. La création de liens entre une situation et le réseau de connaissances de la mémoire à long terme permet d'encoder ensemble ces informations, d'enrichir le réseau de connaissances et, ainsi, de favoriser la reconnaissance de modèles pour une utilisation ultérieure. Ces liens se créent délibérément par une réflexion sur l'expérience clinique vécue (Sylvain, 1994). En situation de soins, la préceptrice ne doit pas hésiter à questionner la stagiaire au regard de ce qu'elle connaît déjà. Faire un premier pas vers le savoir acquis, c'est avancer vers le savoir à acquérir.

3. L'apprentissage exige une organisation des connaissances. Lorsque les connaissances sont classées et organisées correctement, la stagiaire peut plus facilement y référer et les réactiver efficacement dans sa mémoire à court terme (Tardif, 1992). Il peut être très profitable pour la stagiaire d'être témoin d'autres réseaux d'organisation des connaissances. Le fait de présenter à voix haute son raisonnement, par exemple, peut aider la stagiaire à organiser ses propres données et lui épargnera sans doute beaucoup de temps au moment de l'utilisation de ses connaissances dans une autre situation similaire.

4. Les connaissances ont besoin d'être associées à des stratégies. À partir de modelage ou d'une pratique guidée, la préceptrice oriente son approche d'enseignement en fonction du « quoi », du « pourquoi », du « comment » ou encore du « quand » en utilisant une stratégie d'enseignement appropriée. Par exemple, dans l'enseignement d'une procédure de soins, il ne suffit pas de répéter des étapes à suivre, mais de faire une démonstration et de favoriser la pratique tout en expliquant le contexte de son utilisation dans le stage.

5. La motivation est associée au degré d'engagement dans les apprentissages. Selon Ouellet (1997), la motivation détermine le degré d'engagement et de persistance de la stagiaire. L'exposition à des situations cliniques multiples et à des défis à la hauteur de ses compétences en développement permettent de susciter et de maintenir cette motivation. Plusieurs recherches ont démontré que les variables affectives (l'image de soi, la sécurité, le sentiment de compétence) ont une grande influence en situation d'apprentissage (Ouellet, 1997). Afin de favoriser ses apprentissages, la stagiaire devrait se sentir « confortable » dans son milieu, c'est-à-dire bien accueillie et supportée tout au long de son projet clinique (Darling, 1999). La motivation est donc une construction sur laquelle la préceptrice peut agir au profit de sa stagiaire.

3.3.3 Les stratégies d'apprentissage

Une pédagogie d'inspiration cognitiviste accorde une grande importance aux stratégies d'apprentissage. En ce sens, les activités liées à la résolution de problèmes s'avèrent les plus susceptibles de produire des apprentissages signifiants et durables (Tardif, 1992). Le transfert des connaissances ne s'effectue pas de façon spontanée et autonome chez l'apprenante (Vienneau, 2005). Cette dernière doit être obligée d'utiliser des connaissances et des stratégies particulières afin de trouver et d'appliquer une solution valable à un problème. La pratique de stages supervisés se veut une voie de choix pour l'acquisition de l'expertise chez la novice. D'ailleurs, Matlin (2001) signale des distinctions majeures entre la novice et l'experte quant à leur capacité de traiter et de résoudre des situations problématiques. Le tableau 3.2, à la page suivante, présente certaines de ces distinctions dans un processus d'apprentissage.

TABLEAU 3.2   La distinction entre la novice et l'experte dans un processus d'apprentissage

Novice	Experte
Les réseaux d'accès menant aux connaissances antérieures sont moins nombreux chez la novice que chez l'experte.	L'organisation des connaissances dans la mémoire à long terme est une caractéristique observée chez l'experte. (Tardif, 1992)
La novice a tendance à faire une analyse fragmentée d'une situation.	L'experte a une vision plus globale que la novice d'une situation. Elle catégorise les informations en familles et en sous-familles. (Tardif, 1992)
La novice s'attaque plus rapidement à la résolution d'un problème que les expertes.	L'experte prend le temps nécessaire pour analyser une situation en profondeur. (Matlin, 2001)
La novice aborde les problèmes selon un même niveau d'importance.	L'experte a plus de facilité que la novice à distinguer et à planifier les priorités. (Field, 2004)
La novice est moins consciente que l'experte de son processus de résolution de problèmes.	L'experte se distingue dans la capacité d'autorégulation de ses processus de réflexion et de sa démarche. (Matlin, 2001)
La novice se concentre surtout sur des données superficielles.	L'experte considère davantage les informations de base. Elle peut ensuite les transférer plus facilement d'une situation à une autre. (Tardif, 1992)
La novice a besoin de règles pour guider ses actions.	L'experte a généralement dans sa mémoire à long terme suffisamment d'exemples tirés de son expérience pour amorcer rapidement les actions les plus appropriées à une situation. (Benner, 1995)

Sources : Inspiré de Benner, 1995, 2004.

La préceptrice qui reconnaît les niveaux de compétence de sa stagiaire est capable de sélectionner et de planifier des activités d'apprentissage cliniques optimales. Par exemple, elle peut supporter les novices, fournir des défis aux débutantes et renforcer les signes précoces de compétence chez les compétentes (Neill *et al.*, 1998). Le tableau 3.3 met en évidence les pistes d'interventions selon les trois premiers niveaux de compétence de Benner.

TABLEAU 3.3 Les pistes d'intervention selon le niveau de compétence

Niveau	Pistes d'intervention
Novice	• Décrire les situations par rapport aux objectifs, aux actions attendues. • Aider à lier ce qu'elle a appris en classe à ce qu'elle vit en situation réelle. • Aider à prioriser les soins.
Débutante	• Distinguer les informations générales des situations rencontrées de celles qui sont particulières à elles. • Formuler des principes plus élaborés qui dicteront l'action. • Aider à prioriser les soins en faisant ressortir les éléments particuliers à chaque situation.
Compétente	• Proposer des exercices de prise de décision et des simulations. • Varier les expériences cliniques pour favoriser l'intégration des connaissances. • Encourager l'analyse de situations de soins. • Insister sur les connaissances particulières se référant à chaque situation.

Source : Inspiré de Benner, 1995.

3.3.4 Le transfert de connaissances

Le transfert de connaissances, thème central du modèle cognitiviste, a fait couler beaucoup d'encre (Vienneau, 2005). Ainsi, sans prétendre faire le tour de la question, nous dégagerons les principales caractéristiques et les implications du transfert sous un angle pédagogique utile à la préceptrice.

Le transfert de connaissances représente en quelque sorte l'application, à un nouveau contexte, d'une connaissance ou d'une habileté acquise antérieurement (Vienneau, 2005). Cette application permet généralement à la stagiaire de résoudre un problème ou de réaliser une tâche non familière. Pour ce faire, le transfert nécessite un contexte de soins varié. Les situations pédagogiques doivent être dynamiques et axées sur la résolution d'un vrai problème, un problème qui a un sens pour l'élève (Tardif, 1992). C'est pourquoi, en raison de sa richesse et de sa variété, le milieu clinique spécialisé nous apparaît tout à fait désigné pour faciliter cette mise en relation entre les connaissances théoriques et la pratique chez la stagiaire.

D'ailleurs, Tardif (1992) soulève quatre conditions susceptibles de provoquer le transfert de connaissances chez l'apprenante :

1. relever les ressemblances et les différences entre les situations ;
2. concentrer l'attention sur les données structurelles d'une situation ;
3. acquérir les connaissances particulières en lien avec la situation présentée ;
4. élaborer des règles au regard des exemples soumis.

À partir de ces quatre facteurs, nous proposons donc à la préceptrice des interventions concrètes afin de favoriser chez la stagiaire le transfert de connaissances et le développement de son expertise clinique. Ces interventions, présentées au tableau 3.4 (*voir les pages suivantes*), sont associées à des exemples issus de deux milieux cliniques distincts : les soins critiques et les soins communautaires.

TABLEAU 3.4 **Les interventions pédagogiques cognitivistes**

Exemples issus des soins critiques	Exemples issus des soins communautaires
Utiliser les éléments semblables de deux situations de soins comparables.	
Extraire les ressemblances entre l'infarctus inférieur et l'infarctus antérieur (symptômes cliniques, modifications à l'ECG : ondes Q pathologiques, modification du segment ST et de l'onde T).	Faire ressortir les éléments comparables de l'évaluation de l'état de santé pour les clients ayant du soutien à domicile.
Utiliser les éléments différents de deux situations de soins comparables.	
Faire ressortir les différences au regard des territoires touchés par l'infarctus inférieur et par l'infarctus antérieur.	Établir les distinctions au regard des soins à prodiguer à des mères primipares présentant des signes de vulnérabilité et de non-vulnérabilité en périnatalité.
Exposer toutes nouvelles connaissances à partir d'une situation réelle de soins.	
Exposer clairement les nuances subtiles concernant un cas plus complexe comme le syndrome de défaillance multiviscérale.	Démontrer, par des exemples cliniques vécus, les risques d'épuisement des aidants naturels.
Présenter chaque situation de soins comme étant des problèmes à résoudre.	
Demander de justifier l'administration journalière de potassium intraveineux pour un client qui reçoit régulièrement des doses importantes de diurétique.	Demander de justifier un suivi infirmier en relation d'aide lorsqu'un client retourne chez lui à la suite d'une transplantation rénale.
Insister sur l'importance d'une bonne représentation du problème de soins avant d'amorcer le processus de compréhension et d'application des solutions.	
Vérifier les connaissances antérieures concernant l'insuffisance cardiaque gauche (exemple : la physiopathologie) afin que la stagiaire soit en mesure de saisir toute la portée des effets médicamenteux sur le client et de bien comprendre les éléments de surveillance particuliers.	Vérifier les connaissances antérieures concernant les effets de la pauvreté chez certains clients et l'adoption de saines habitudes de vie afin que l'étudiante soit en mesure de personnaliser son approche et ses interventions infirmières.
Tenter de rendre la stagiaire consciente de chacune des étapes de la résolution de problèmes de soins.	
Penser à voix haute la justification du plan d'intervention au moment d'un phénomène d'hémoconcentration.	Expliquer la planification du plan d'intervention concernant la prise en charge à domicile de la santé d'une dame atteinte de diabète de novo.
Éviter que toute nouvelle information demeure inutilisée par la stagiaire et sans lien avec la pratique.	
Inciter la stagiaire à expliquer ses connaissances au regard d'un problème d'hypotension et à établir des liens entre ce problème et sa résolution.	Permettre à la stagiaire de donner des exemples illustrant l'application de cette nouvelle information à d'autres contextes de soins.

TABLEAU 3.4   Les interventions pédagogiques cognitivistes (*suite*)

Exemples issus des soins critiques	Exemples issus des soins communautaires
Insister sur les connaissances particulières au regard de chaque situation de soins.	
Établir une priorité quant à la surveillance des signes de détresse respiratoire chez un client ayant reçu une dose importante de morphine.	Appliquer son jugement clinique pour établir la priorité des demandes de services et de ressources communautaires.
Proposer une structure des connaissances.	
Schématiser la cascade des événements de l'insuffisance cardiaque droite en indiquant à quel moment les effets d'un médicament devraient se produire.	Élaborer un algorithme pour appliquer son jugement clinique afin d'orienter la décision concernant un changement de dosage de *Coumadin* chez un client suivi en groupe de médecine familiale (GMF).

CONCLUSION

La pratique clinique est si riche et diversifiée qu'elle ira toujours plus loin que l'exposé théorique et les exemples fournis en classe. Cependant, une alliance efficace entre la théorie abordée à l'université et la pratique dans les milieux cliniques permet de créer une synergie favorisant le développement de l'expertise infirmière. Même si l'apprentissage constitue toujours un acte personnel, il semble clair, à la lumière des modèles théoriques présentés dans ce chapitre, que la mise en place de certaines conditions peut favorablement influer sur l'apprentissage de la stagiaire (Field, 2004).

La supervision clinique représente l'élément clé du développement professionnel des infirmières. Cependant, les praticiennes peuvent avoir de la difficulté à assumer la fonction de formatrice quand elles doivent intervenir dans un environnement clinique mouvementé et complexe et qu'elles ont une grande charge de travail, comme c'est souvent le cas dans les milieux cliniques spécialisés et communautaires. Ces difficultés sont parfois combinées à des facteurs personnels comme l'inexpérience dans un rôle de préceptrice ou même le manque d'expérience clinique (Spouse, 2001). En effet, l'enseignement n'est pas un acte inné, c'est plutôt un art et une science qui, à l'instar du développement de l'expertise clinique, s'apprend avec le temps, la formation et l'expérience, sans oublier la réflexion concernant sa pratique éducative.

RÉFÉRENCES

Andrews, M. et Wallis, M. (1999). «Mentorship in nursing: A literature review». *Journal of Advanced Nursing,* vol. 29, n° 1, p. 201-207.

Benner, P. (1995). *De novice à expert: Excellence en soins infirmiers.* Montréal: ERPI, 252 p.

Benner, P. (2004). «Using the Dreyfus model of skill acquisition to describe and interpret skill acquisition and clinical judgment in nursing practice and education». *Bulletin of Science, Technology & Society,* vol. 24, n° 3, p. 188-199.

Darling, L. A. W. (1984). «What do nurses want in a mentor?». *Journal of Nursing Administration,* vol. 14, n° 10, p. 42-44.

Donnadieu, B., Genthon, M. et Vial, M. (1998). *Les théories de l'apprentissage: Quel usage pour les cadres de santé?* Paris: InterEditions, 128 p.

Dreyfus, S. E. et Dreyfus, H. L. (1980). *A five-stage model of the mental activities involved in directed skill acquisition.* Berkeley: University of California. [Rapport non publié de l'Air Force Office of Scientific Research [AFSC], USAF [contrat F49620-79-C-0063]].

Field, D. E. (2004). «Moving from novice to expert. The value of learning in clinical practice: A literature review». *Nurse Education Today,* vol. 24, n° 7, p. 560-565.

Fowler, J. et Chevannes, M. (1998). «Evaluating the efficacy of reflective practice within the context of clinical supervision». *Journal of Advanced Nursing,* vol. 27, n° 2, p. 379-382.

Frenette-Leclerc, C.-A. (1992). «Sur la route de l'expertise». *Nursing Québec,* vol. 12, n° 1, p. 48-54.

Gilbert, T. (2001). «Reflective practice and clinical supervision: Meticulous rituals of the confessional». *Journal of Advanced Nursing,* vol. 36, n° 2, p. 199-205.

Hsu, L.-L. (2006). «An analysis of clinical teacher behaviour in a nursing practicum in Taiwan». *Journal of Clinical Nursing,* vol. 15, n° 5, p. 619-628.

Kilminster, S. M. et Jolly, B. C. (2000). «Effective supervision in clinical practice settings: A literature review». *Medical Education,* vol. 34, n° 10, p. 827-840.

Martineau, R. (1998). «Utiliser la recherche ou enseigner pour faciliter le traitement de l'information». *Vie pédagogique,* n° 108, p. 24-28.

Matlin, M. (2001). *La cognition: Une introduction à la psychologie cognitive.* 4e éd. Bruxelles: DeBoek Université, 786 p.

McCaugherty, D. (1991). «The theory-practice gap in nurse education: Its causes and possible solutions finding from action research study». *Journal of Advanced Nursing,* vol. 16, n° 9, p. 1055-1061.

Neill, K., McCoy, A., Parry, C., Cohran, J. C., Curtis, J. et Ransom, R. (1998). «The clinical experience of novice students in nursing». *Nurse Educator,* vol. 23, n° 4, p. 16-21.

Ouellet, Y. (1997). «Un cadre de référence en enseignement stratégique». *Vie pédagogique,* n° 104, p. 4-11.

Spouse, J. (2001). «Bridging theory and practice in the supervisory relationship: A sociocultural perspective». *Journal of Advanced Nursing,* vol. 33, n° 4, p. 512-522.

Sylvain, H. (1994). *Soins infirmiers: Apprendre à mieux diagnostiquer.* Laval: Études Vivantes, 149 p.

Tardif, J. (1992). *Pour un enseignement stratégique: L'apport de la psychologie cognitive.* Montréal: Éditions Logiques, 474 p.

Tardif, J. (2000). *Intégrer les nouvelles technologies de l'information: Quel cadre pédagogique?* Issy-les-Moulineaux: ESF éditeur, 126 p.

Vienneau, R. (2005). *Apprentissage et enseignement: Théories et pratiques.* Montréal: Gaëtan Morin Éditeur, 360 p.

Chapitre 4

L'importance du climat d'apprentissage en milieu de stage

Lucille Théorêt
Chantal Saint-Pierre

INTRODUCTION

Au-delà de ses connaissances et de sa compétence clinique, l'infirmière qui est sollicitée pour devenir préceptrice doit jeter un regard sur le milieu de stage dans lequel la stagiaire évoluera et sur la relation qu'elle établira avec celle-ci. Il existe des repères qui facilitent ce regard sur ces deux composantes essentielles à l'établissement d'un climat favorable à l'apprentissage de la stagiaire. Avec le milieu lui-même, la préceptrice devra utiliser des stratégies pour mettre en place un climat marqué par la collaboration : rencontre avec la gestionnaire de l'unité, évaluation du milieu de stage, transmission de l'information à l'équipe de travail, implication du personnel et définition des attentes respectives.

En ce qui a trait à l'étudiante, les principes qui sous-tendent le développement d'une bonne relation préceptrice/stagiaire sont regroupés sous l'acronyme «CARE». Il s'agit de l'établissement d'une relation de **C**onfiance, de l'**A**cceptation des différences, de la gestion des **R**isques et de l'**E**ncouragement à prodiguer à la stagiaire.

4.1 L'ENVIRONNEMENT D'APPRENTISSAGE

Le préceptorat est un modèle de choix dans la formation pratique de plusieurs disciplines parce qu'il fournit à la stagiaire la possibilité d'intégrer ses connaissances théoriques dans un environnement d'apprentissage qu'est le milieu clinique. Cette formule d'accompagnement possède une composante significative dans le développement et la socialisation au rôle professionnel de la stagiaire (Manchur et Myrick, 2003).

L'environnement d'apprentissage peut être vu comme un «réseau interactif de forces à l'intérieur d'un milieu, lequel influence les résultats d'apprentissage de la stagiaire» (Dunn et Bernett, 1995) ou comme «une entité multidimensionnelle dans un contexte social complexe» (Chan, 2002).

C'est à l'intérieur de cet environnement que la stagiaire, aidée de l'infirmière-préceptrice agissant comme personne socialisante (Lewis, 1998), développe ses attitudes, sa compétence, ses habiletés de communication interpersonnelle, sa pensée critique et sa capacité à résoudre des problèmes cliniques concrets.

Le climat d'apprentissage fait partie de cet environnement. Il est déterminé, d'une part, par l'ouverture du milieu de stage envers la formation et, d'autre part, par la qualité de la relation qui s'établit entre la préceptrice et la stagiaire. Ces deux éléments constituent la clé de l'apprentissage positif et sont considérés comme des indices de réussite chez la stagiaire (Brookfield, 1986 ; Flynn, 1997 ; Freire, 1997 ; Knowles, 1990 ; Knowles, Holton et Swanson, 2005). La relation interpersonnelle est au centre des conditions favorables à l'apprentissage (Dunn et Handford, 1997 ; Redmond et Sorrell, 1996) et celui-ci n'est efficace que si la tâche de la stagiaire est ancrée dans un contexte significatif et chargé de sens (Gulikers, Bastiaens et Martens, 2004).

4.1.1 Le milieu de stage et son système de soutien

Le milieu de stage comprend le milieu physique et son organisation de même que l'ensemble de son personnel et la dynamique particulière qui s'instaure au fil des expériences vécues entre les membres du personnel. C'est ce qui constitue aussi la culture du milieu.

Selon certaines études (Saarikoski, Leino-Kilpi et Warne, 2002), les stagiaires considèrent l'atmosphère de l'unité de soins comme le facteur le plus important dans l'établissement d'un climat d'apprentissage. Elles doivent se sentir acceptées, sinon l'apprentissage est dilué dans l'énergie dépensée pour se «mouler» aux exigences du milieu de stage (Papp, Makkaren et von Bonsdorff, 2003).

Lorsqu'un milieu accepte une ou plusieurs stagiaires, la préceptrice doit être consciente que la dynamique de celui-ci change et que la stagiaire et elle font partie de cette transformation. Elle doit également reconnaître que le milieu exige une adaptation supplémentaire aux multiples apprentissages que la stagiaire doit réaliser dans un laps de temps défini. La préceptrice doit avoir en tête qu'un milieu riche en expériences d'apprentissage mais n'apportant pas de soutien à la stagiaire décourage celle-ci dans la recherche d'expériences et de possibilités de croissance.

À l'inverse, si le milieu présente moins d'occasions d'expériences, mais qu'il est apte à aider la stagiaire, celle-ci est en mesure de déployer son potentiel d'apprentissage (Reilly et Oermann, 1985, 1992).

4.1.2 La préparation du milieu

La préparation du milieu par la préceptrice est le premier élément à envisager dans l'établissement d'un climat d'apprentissage afin que celui-ci comprenne les enjeux et les défis liés à l'engagement qu'il a pris envers la stagiaire. En prévision de la venue de la stagiaire, la préceptrice doit effectuer certaines tâches pour préparer le milieu à la recevoir.

La rencontre avec la gestionnaire de l'unité

La préceptrice se doit d'abord de rencontrer la gestionnaire de l'unité. Celle-ci représente une source ultime de soutien à la fois pour la préceptrice et pour la stagiaire. Il est important que la gestionnaire connaisse la place du stage dans le programme, le statut de novice ou de débutante de la stagiaire et qu'elle puisse renforcer le rôle d'experte de la préceptrice (Raisler, O'Grady et Lori, 2003). Son implication est donc importante sur plusieurs plans, et la préceptrice doit connaître les réponses aux questions suivantes en ce qui concerne la gestionnaire : croit-elle en la mission de formation de son unité ? A-t-elle inculqué cette valeur à son personnel ? Est-elle prête à soutenir les membres du personnel qui choisissent de s'impliquer en préceptorat et à reconnaître leurs efforts ? Informe-t-elle l'ensemble de son personnel sur les attentes réelles de l'établissement de formation ? (Saarikoski *et al.*, 2002.)

L'évaluation du milieu

La préceptrice doit ensuite évaluer le milieu. Y a-t-il de l'espace pour recevoir une stagiaire ? Y a-t-il suffisamment de clients et de soutien de la part de l'équipe pour une expérience d'apprentissage clinique positive ? Peut-elle penser, en accord avec la chef d'unité, soigner les mêmes clients durant ses quarts de travail-préceptorat consécutifs, ce qui aurait un effet sur sa charge de travail ? Peut-elle s'assurer de la collaboration d'autres infirmières de l'unité dans le soutien des apprentissages auprès de la stagiaire ? Ces pairages permettent à la préceptrice des temps de récupération et, à la stagiaire, une présence infirmière accrue ainsi que des expériences d'apprentissage variées et multipliées (Hutchings, Williamson et Humphreys, 2005).

La préceptrice peut vérifier s'il y a d'autres dyades préceptrices-stagiaires dans le milieu. Il serait avantageux pour elles, surtout durant les premières semaines, qu'elles partagent mutuellement leur expérience, à l'heure du dîner, par exemple (Raisler *et al.*, 2003).

La transmission de l'information à l'équipe de travail

Avant l'arrivée de la stagiaire, il est important que la gestionnaire souligne à l'ensemble du personnel l'ampleur du travail lié à la supervision d'une stagiaire et l'effet de cette supervision sur l'équipe en ce qui concerne la collaboration.

Quant à la préceptrice, elle doit faire valoir le rôle qu'elle tiendra auprès de la stagiaire parce que ses collègues peuvent avoir de la difficulté à imaginer ce rôle si elles n'ont jamais eu l'occasion de le remplir. Les infirmières du milieu peuvent croire à tort que la charge de l'infirmière-préceptrice est diminuée puisqu'elle est accompagnée d'une stagiaire. C'est oublier la responsabilité pédagogique qui incombe à la préceptrice et qui alourdit sa charge de travail. Selon Vinson, Paden et Devera-Sales (1996), la charge de travail d'une préceptrice est augmentée approximativement de 45 minutes par jour.

L'implication du personnel

Il est important que la préceptrice oriente la stagiaire dans le milieu en obtenant l'implication du personnel. Le fait que la stagiaire se sente bienvenue au sein de l'équipe, que le personnel démontre des comportements d'acceptation et d'ouverture envers elle et qu'il la considère comme faisant partie intégrante de l'équipe contribuent de façon positive à l'expérience d'apprentissage. Cela s'explique par le fait que la stagiaire se sent suffisamment en sécurité pour poser des questions, réfléchir sur ses pratiques, se remettre elle-même en question et exprimer sa créativité dans la résolution de problèmes (Myrick et Yonge, 2001).

Pour instaurer rapidement ce type de collaboration, la préceptrice, en accord avec le personnel, peut, par exemple, placer sur le babillard de l'unité le nom et la photo de la stagiaire, une courte biographie et son rôle précis pendant le stage, dans le but de lui souhaiter la bienvenue.

Tout environnement, quel qu'il soit, possède des règles implicites qui doivent être partagées avec la stagiaire afin de diminuer son anxiété, de faciliter sa période d'ajustement et d'aider la préceptrice à percevoir les facteurs de stress et les préoccupations de la stagiaire (Hsieh et Knowles, 1990).

Pour discuter de ces règles, de la routine et du fonctionnement de l'unité, la préceptrice doit prévoir une rencontre de 45 à 60 minutes avec la stagiaire avant le début de stage, à l'heure du midi par exemple. La préceptrice peut également prévoir une visite de l'unité.

La définition des attentes

La préceptrice peut se poser plusieurs questions sur son rôle, surtout si elle en est à sa première expérience. Quant à la stagiaire, elle ne veut pas décevoir et peut chercher à outrepasser ses limites en vue de se faire accepter. La préceptrice et la stagiaire doivent dès le premier jour de stage ou durant la rencontre pré-stage clarifier leurs attentes respectives (Raisler *et al.*, 2003) et établir ainsi les frontières de leur relation (Redmond et Sorrell, 1996). Ensemble, elles discutent des objectifs d'apprentissage à atteindre, des besoins spécifiques de la stagiaire et des temps de rencontre pour l'évaluation. La stagiaire décrit ses expériences antérieures et explique le type de rétroaction le plus aidant pour elle. La préceptrice décrit aussi son expérience de travail et de préceptorat, s'il y a lieu. Elle exprime ses attentes envers la stagiaire, par exemple, cultiver une attitude de respect envers le personnel et le client, être ponctuelle, garder le décorum professionnel, apprendre les noms et les responsabilités du personnel. Elle s'attend à ce que la stagiaire veuille apprendre.

Chacune se situe à un pôle de la progression dans son expertise professionnelle comme le définit Benner (1995, 2001) : la préceptrice au niveau d'experte et la stagiaire au niveau de novice ou de débutante.

4.2 LA RELATION PRÉCEPTRICE/STAGIAIRE

Le deuxième élément nécessaire pour constituer un climat d'apprentissage positif est la qualité de la relation établie entre la préceptrice et la stagiaire.

La préceptrice est appelée à jouer un rôle pivot dans le développement de la relation (Myrick et Yonge, 2001), et sa façon de le faire est déterminante pour la stagiaire. Des auteurs (Chan, 2002) mentionnent que la stagiaire considère comme aussi importantes la personnalité de la préceptrice et la relation qu'elles établissent ensemble que ses attributs professionnels et ses expériences antérieures. La préceptrice doit également tenir compte du temps dont elle dispose pour développer cette relation parce qu'on sait que les stages en milieu clinique sont relativement courts. Le défi est donc de taille.

Pour y parvenir, la préceptrice doit considérer la stagiaire comme une apprenante adulte, responsable de son apprentissage (Knowles, 1990 ; Knowles *et al.*, 2005). Elle devient alors une partenaire, une personne-ressource, une guide dans le processus d'apprentissage de la stagiaire.

Elle doit viser à créer un espace où l'expression des divergences et la liberté de pensée sont valorisées. C'est ce que nous désignons comme l'« espace sécuritaire » dans l'environnement clinique. Cet espace permet progressivement à la stagiaire de partager son expérience, ses idées, ses opinions et de développer un sentiment de confiance. Au moment où cet espace est perçu sécuritaire, la stagiaire peut alors commencer à révéler ses points faibles (Lepp et Zorn, 2002).

Finalement, la relation de la préceptrice avec la stagiaire doit être imprégnée de *caring*, relation comparable à celle de l'infirmière/client (Reilly et Oermann, 1985, 1992 ; O'Connor, 2001). En éducation des sciences infirmières, la relation de *caring* se traduit par une relation de soutien et de confiance qui amène la stagiaire à penser de façon critique et à se sentir pleinement responsable du soin à dispenser (Redmond et Sorrell, 1996). Des auteurs (O'Connor, 2001 ; Redmond et Sorrell, 1996) prétendent que les stagiaires qui expérimentent un environnement d'apprentissage basé sur le *caring* vont à leur tour utiliser ces pratiques avec leurs propres clients. Il est permis de croire que la préceptrice qui promeut une relation de « *caring* dans un espace sécuritaire » aide la stagiaire à atteindre ses objectifs personnels de stage dans un climat favorable à l'apprentissage (Reilly et Oemann, 1985, 1992 ; Lepp et Zorn, 2002).

Cette relation de «*caring* dans l'espace sécuritaire» est illustrée ici par l'acronyme «CARE». Chacune des lettres correspond à une caractéristique essentielle pour accompagner la stagiaire dans le développement de son identité professionnelle :

C pour établissement d'une relation de **confiance** grâce à la **communication**;

A pour **acceptation** des différences;

R pour gestion des **risques**;

E pour **encouragement** dans son développement professionnel.

Les pages qui suivent définissent la qualité de la relation préceptrice-stagiaire au moyen de l'acronyme «CARE».

4.2.1 L'établissement d'une relation de confiance

On rapporte ces paroles de la part de stagiaires : «Je suis incapable de fonctionner parce que je sens que la préceptrice ne me fait pas confiance. J'ai peur de faire des erreurs.» «Quand elle a commencé à me faire confiance, j'ai commencé à me sentir bien dans le milieu.»

Le préceptorat peut être vécu comme une expérience des plus stimulantes sur le plan de l'apprentissage, mais il peut aussi être une expérience stressante. Tout comme ces propos en témoignent, une relation positive doit se créer rapidement entre la préceptrice et la stagiaire, élément crucial de la relation stagiaire/préceptrice (Hsieh et Knowles, 1990). La communication doit être honnête, authentique, ouverte (Hsieh et Knowles, 1990). Elle doit refléter l'intérêt de la préceptrice envers les besoins et les préoccupations de la stagiaire (Redmond et Sorrell, 1996; Wagner et Ash, 1998). À mesure que la stagiaire perçoit chez la préceptrice de l'honnêteté, de la consistance dans ses comportements et de la fiabilité[1], la relation de confiance se bâtit graduellement.

La préceptrice qui prend au sérieux la stagiaire qui travaille avec elle et qui entretient envers elle un climat de collégialité et un rapport égalitaire plutôt que de pouvoir (Redmond et Sorrell, 1996) lui montre qu'elle est digne de confiance. La stagiaire apprend alors à être responsable, fiable, à améliorer sa pensée critique et à dispenser des soins avec un certain niveau de confort, en fonction des décisions qu'elle a prises (Myrick et Yonge, 2001).

Il arrive cependant que la stagiaire éprouve une difficulté. Dans un tel cas et dans la perspective de maintenir le climat de confiance, la préceptrice doit lui fournir une rétroaction aussitôt que possible après l'événement, et ce, avec honnêteté et congruence. L'orientation de la discussion doit viser à :

1. déterminer si la stagiaire reconnaît le comportement inapproprié dans la situation;
2. déterminer les raisons de ce comportement;
3. trouver des solutions pour surmonter une situation similaire pouvant survenir ultérieurement.

---

1. Fiabilité : la stagiaire sait qu'elle peut compter sur la préceptrice.

Même à travers une rétroaction « négative », il est possible de maintenir le lien de confiance parce que la relation établie entre la préceptrice et la stagiaire fait contrepoids aux conséquences de la situation. La rétroaction doit cependant être constructive, c'est-à-dire descriptive, explicite, précise, claire et concise. Elle est effectuée au moment opportun et ne revêt pas un caractère menaçant. La préceptrice se concentre sur le comportement de la stagiaire et elle cherche à stimuler sa réflexion et son évolution en lui fournissant un plan d'action. La préceptrice doit de toute évidence s'abstenir de donner une rétroaction à teneur générale, évaluative, centrée sur la personnalité et décalée dans le temps par rapport à l'événement en question. Cette rétroaction est perçue punitive par la stagiaire, blessante ou sujette à déclencher la honte en plus de ne pas lui procurer de suivi (Raisler *et al.*, 2003). Il est entendu que la préceptrice qui discute d'une situation inappropriée avec la stagiaire le fait en privé et en établissant d'abord le contact avec celle-ci.

La grille apparaissant à l'annexe 4.1 du chapitre est un exemple d'outil qui est utilisé à l'Université du Québec en Outaouais dans les cas de difficultés d'apprentissage. Cette grille permet d'objectiver la situation et de prendre un certain recul par rapport à celle-ci. En plus, elle inclut la stagiaire au même titre que la préceptrice et que la professeure responsable du stage dans un mode égalitaire à la recherche de solutions convenant à la stagiaire.

On ne peut nier le fait que la préceptrice et la stagiaire peuvent vivre une situation conflictuelle. Les facteurs pouvant générer un conflit doivent être connus de la préceptrice et de la stagiaire (Hsieh et Knowles, 1990 ; Raisler *et al.*, 2003). La connaissance de ces conditions oriente la disposition d'esprit de la dyade préceptrice/stagiaire. Ce sont :

1. le pairage préceptrice/experte avec une stagiaire/néophyte ;
2. l'environnement de travail, dont la coopération et le soutien des pairs ;
3. le fait de travailler ensemble pour la première fois ;
4. des facteurs souvent liés, à des degrés divers, aux attentes différentes, à la compatibilité des personnalités, à leur vision du monde ;
5. la connaissance du programme d'études ;
6. les contraintes budgétaires ;
7. l'épuisement professionnel ; le manque d'affirmation de soi ; les problèmes personnels ; la confiance en soi ;
8. la flexibilité et la créativité.

Dans une relation de conflit, la stagiaire vit un sentiment d'impuissance parce qu'elle est dépendante de sa préceptrice dans l'évaluation de sa pratique. Certains auteurs (Manchur et Myrick, 2003) croient qu'un conflit dans une relation préceptrice/stagiaire peut avoir des effets personnels à long terme sur la stagiaire. On sait que le milieu clinique est perçu comme anxiogène. Une situation de conflit peut donc engendrer des expériences dévastatrices pour l'estime de soi (Manchur et Myrick, 2003 ; Myrick et Yonge, 2001). Il s'agit pour la préceptrice d'être sensible au climat et à tout signe de conflit et d'assumer un rôle proactif en discutant dès que possible de ce qui se passe avec la stagiaire.

Si le conflit perdure, la préceptrice fera appel à la professeure responsable du stage. Celle-ci peut servir de modèle de rôle et parfois même de catalyseur pour une compréhension mutuelle, le partage des émotions et une plus grande tolérance de part et d'autre (Hsieh et Knowles, 1990). Dans une rencontre à trois, après que la préceptrice et la stagiaire ont échangé leurs opinions sur l'objet du conflit, on tente ensemble de trouver des solutions convenant à toutes les personnes concernées. À travers cette démarche, la stagiaire apprend un processus de résolution de problèmes qu'elle peut éventuellement répéter dans d'autres situations similaires.

4.2.2 L'acceptation des différences

La préceptrice qui accepte les différences de la stagiaire essaie de voir les situations d'apprentissage selon la perspective de cette dernière. Elle reconnaît que la stagiaire est d'abord une personne qui arrive avec un bagage d'expériences personnelles qui l'ont façonnée telle qu'elle se présente au stage. Ses valeurs, sa façon d'apprendre, sa réflexion, sa vision du monde peuvent être divergentes de celles de la préceptrice. La stagiaire doit sentir que la préceptrice est intéressée et apte à comprendre ce qu'elle amène de différent. Les mots que la préceptrice utilise et les actions qu'elle accomplit reflètent son respect envers la stagiaire et la reconnaissance de son individualité (Myrick et Yonge, 2001).

La préceptrice apprend à travailler avec la stagiaire, dans une relation égalitaire où elle reconnaît que le point de vue et la perspective de celle-ci sont aussi valables que les siens. Cette collaboration authentique surgit progressivement à mesure que la confiance s'installe dans l'espace sécuritaire de l'environnement clinique.

Le style d'apprentissage de la stagiaire peut guider la préceptrice. Par exemple, certaines stagiaires ont besoin de démonstrations, d'autres apprennent mieux en expérimentant par elles-mêmes ou en lisant les procédures cliniques avant de les exécuter. Pour certaines, la confiance et le soutien de la préceptrice sont primordiaux (Kolb, 1984).

En contrepartie, la stagiaire doit être ouverte. Elle gagne la confiance de la préceptrice en démontrant de l'initiative ; en s'assurant que les objectifs d'apprentissage sont clairement assumés et atteints ; en prenant la responsabilité de communiquer de façon efficace ; en étant responsable de son propre comportement (McGregor, 1999).

Un climat empreint de confiance et de respect mutuel est fondamental dans le processus d'évaluation des apprentissages. L'évaluation est alors perçue comme une occasion de croissance, valorisée par la stagiaire (Myrick et Yonge, 2001).

4.2.3 La gestion des risques

La préceptrice doit gérer les risques inhérents à la supervision. De façon générale, le milieu de stage est stressant pour la stagiaire. Dans certaines disciplines professionnelles, dont les sciences infirmières, on peut affirmer que le contexte de stage génère plus d'anxiété et qu'il place la stagiaire dans une situation particulièrement vulnérable. En effet, dans son environnement clinique, la stagiaire côtoie des membres du personnel qui ne lui sont pas familiers et qui changent fréquemment. Elle doit faire face à des situations souvent nouvelles et en constante évolution, des situations qui sont pour elle incertaines et imprévues. De plus, dans cette profession, la peur du risque d'erreur est partagée par la dyade préceptrice/stagiaire. Cette notion du risque est omniprésente parce qu'on sait que, si l'erreur survient, elle peut être lourde de conséquences pour les clients. Malgré l'omniprésence de ce risque, on parle peu de cette peur liée à l'erreur dans les écrits. Pourtant, le climat d'apprentissage peut être très perturbé par ce risque potentiel et la peur qu'il génère.

Il ne faut pas banaliser ce risque même si, dans la majorité des situations cliniques, il y a place à l'erreur. L'erreur est inhérente au processus d'apprentissage, et la gestion du risque fait partie de ce processus. La préceptrice doit être consciente que cette peur peut susciter chez elle des attentes irréalistes envers la stagiaire et l'amener à exiger d'elle une pratique parfaite. (Myrick et Yonge, 2001). Elle peut aussi, sans s'en rendre compte, limiter le développement de la stagiaire en la sur-protégeant et en lui enlevant ainsi la possibilité et la volonté d'expérimenter. La préceptrice qui n'est pas sûre d'elle peut aussi inhiber le potentiel créateur de la stagiaire.

L'établissement d'enseignement détient la responsabilité de la gestion du risque. C'est lui qui place les balises délimitant la latitude permise à la stagiaire pour donner des soins sécuritaires et pour transmettre ses politiques à la préceptrice. L'espace sécuritaire étant ainsi créé, la préceptrice peut alors prendre des risques calculés.

Pour mieux gérer les risques, la préceptrice supervise de façon plus étroite au départ. Elle peut ainsi décider que les clients seront vus à deux et que la stagiaire et elle-même interviendront ensemble en se complétant mutuellement. Elle peut demander à la stagiaire d'aller faire une intervention dans un temps déterminé et en discuter par la suite. En début de stage, elle procure à la stagiaire un nombre restreint de clients ayant moins d'exigences et elle augmente le nombre et la complexité des cas progressivement en fonction des progrès de la stagiaire. À mesure que la préceptrice reconnaît les habiletés cliniques et approuve le raisonnement de la stagiaire, celle-ci devient plus autonome et la supervision étroite diminue. Le rôle de la préceptrice est alors de questionner la stagiaire à la suite de ses interventions et de confirmer avec le client le bien-fondé des données recueillies.

Gérer les risques peut aussi signifier de laisser la stagiaire libre d'explorer, de se questionner par rapport à ses décisions et à ses interventions, de rechercher de nouvelles expériences et ultimement de développer sa pensée critique (Myrick et Yonge, 2001). Dans ce contexte, la préceptrice peut être appelée à soutenir la stagiaire ou à défendre son point de vue quant à sa décision d'expérimenter une nouvelle approche ou une intervention différente soigneusement réfléchie à laquelle le personnel n'est pas habitué.

4.2.4 L'encouragement envers la stagiaire

Encourager la stagiaire dans son développement professionnel signifie que la préceptrice est capable de lui fournir du renforcement positif, de lui confirmer sa valeur dans les actes qu'elle accomplit et de l'inciter à poursuivre dans cette voie. D'emblée, la préceptrice reconnaît que la stagiaire veut être reconnue et valorisée dans ce qu'elle fait de bien (Hsieh et Knowles, 1990; Myrick et Yonge, 2002; O'Connor, 2001). Le soutien et l'encouragement fournissent à la stagiaire l'énergie et la motivation pour aller de l'avant. Elle est alors encline à prendre des décisions judicieuses parce qu'elle sait que la préceptrice est là pour la guider dans son processus de réflexion et pour l'aider à analyser les données qu'elle recueille. Miser sur les forces de la stagiaire permet à celle-ci de se développer et d'explorer davantage les situations. Confiante en ses capacités, elle améliore alors son autonomie et son *empowerment*. Lorsque le milieu encourage l'autonomie et l'*empowerment*, la stagiaire apprend à apprendre, elle apprend à réfléchir de façon critique. En l'absence d'encouragement et de valorisation, son habileté à réfléchir s'en trouve escamotée. On lui impose ainsi un carcan de dépendance qui l'incite à attendre l'avis de sa préceptrice avant d'intervenir.

Il est important que les réponses que l'on donne ou les comportements que l'on démontre ne traduisent pas l'impression que la stagiaire n'a pas réalisé une bonne performance. Ces attitudes augmentent la vulnérabilité de la stagiaire, la rendent sans voix et l'empêchent de réfléchir. Le soi personnel et professionnel est fragile, surtout chez la novice et la débutante (Benner, 1995, 2001; Reilly et Oermann, 1985, 1992).

CONCLUSION

La préceptrice qui reçoit une stagiaire donne le ton durant le stage clinique. Son *leadership*, son autorité et son influence en tant que modèle de rôle façonnent la vision de la stagiaire et agissent sur sa perception de la discipline infirmière. L'enthousiasme de la préceptrice envers les soins et l'enseignement qu'elle prodigue, autant à la stagiaire qu'aux clients, est contagieux et souvent très inspirant pour la stagiaire dans la façon d'envisager sa carrière.

ANNEXE 4.1
Contrat d'apprentissage
plan d'action

SITUATION ACTUELLE (contexte, faits, objectifs-impacts et *coping*)
1. perçue par la stagiaire
2. perçue par la préceptrice

SITUATION SOUHAITÉE (tenir compte du risque)
1. perçue par la stagiaire
2. perçue par la préceptrice

ANALYSE DE LA SITUATION
Problème(s) identifié(s) en regard de la situation souhaitée :

_____

_____

_____

Hypothèse(s) : Facteurs qui entretiennent et nourrissent le(s) problème(s).

_____

_____

_____

PLAN D'ACTION NÉCESSAIRE
Nous souhaitons être capables de :

_____

Pour y arriver, il nous faudra : (Qui ? – Fait quoi ? – Quand ?)

_____

_____

_____

_____

_____

_____

➡

Source : Adapté de Sauvé, Paquette-Desjardins, 2002.

RÉFÉRENCES

Benner, P. E. (1995). *De novice à expert : Excellence en soins infirmiers.* Saint-Laurent : ERPI, 252 p.

Benner, P. E. (2001). *From Novice to Expert : Excellence and Power in Clinical Nursing Practice.* Édition commémorative. Upper Saddle River : Prentice Hall.

Brookfield, S. D. (1986). *The Facilitator's Role in Adult Learning. Understanding and Facilitating Adult Learning : A Comprehensive Analysis of Principles and Effective Practice.* San Francisco : Jossey-Boss.

Chan, D. (2002). « Development of the clinical learning environment inventory : Using the theoretical framework of learning environment studies to assess nursing students' perceptions of the hospital as a learning environment ». *Journal of Nursing Education,* vol. 41, p. 69-75.

Dunn, S. V. et Handford, B. (1997). « Undergraduate nursing students' perception of their clinical learning environment ». *Journal of Advanced Nursing,* vol. 25, p. 1299-1306.

Flynn, J. P., éd. (1997). *The Role of the Preceptor: A Guide for Nurse Educators*. New York: Springer.

Freire, P. (1997). *Pedagogy of Oppressed*. Nouvelle édition enrichie du 20ᵉ anniversaire. New York: Continuum.

Gulikers, J. T. M., Bastiaens, T. J. et Martens, R. L. (2004). « The surplus value of an authentic learning environment ». *Computers in Human Behavior*, vol. 21, p. 509-521.

Hsieh, N. A. et Knowles, D. W. (1990). « Instructor facilitation of the preceptorship relationship in nursing education ». *Journal of Nursing Education*, vol. 29, p. 262-268.

Hutchings, A., Williamson, G. R. et Humphreys, A. (2005). « Supporting learners in clinical practice: Capacity issues ». *Journal of Clinical Nursing*, vol. 14, p. 945-955.

Knowles, M. S. (1990). *The Adult Learner: A Neglected Species*. 4ᵉ éd. Houston: Gulf.

Knowles, M. S., Holton, E. F. et Swanson, R. A. (2005). *The Adult Learner: The Definitive Classic in Adult Education and Human Resource Development*. 6ᵉ éd. Amsterdam: Elsevier.

Kolb, D. A. (1984). *Experiential Learning: Experience as the Source of Learning and Development*. Englewood Cliffs: Prentice Hall.

Lepp, M. et Zorn, C. C. (2002). « Life circle: Creating safe space for educational empowerment ». *Journal of Nursing Education*, vol. 41, p. 383-385.

Lewis, M. A. (1998). « An examination of the role of learning environments in the construction of nursing identity ». *Nurse Education Today*, vol. 18, p. 221-225.

Manchur, C. et Myrick, F. (2003). « Preceptorship and interpersonal conflict: A multidisciplinary study ». *Journal of Advanced Nursing*, vol. 43, p. 188-196.

McGregor, R. J. (1999). « A precepted experience for senior nursing students ». *Nurse Educator*, vol. 24, p. 13-16.

Myrick, F. et Yonge, O. J. (2001). « Creating a climate for critical thinking in the preceptorship experience ». *Nurse Education Today*, vol. 21, p. 461-467.

O'Connor, A. B. (2001). *Clinical Instruction and Evaluation: A Teaching Resource*. Boston: Jones and Barlett Publishers.

Papp, I., Makkaren, M. et von Bonsdorff, M. (2003). « Clinical environment as a learning environment: Student nurses' perceptions concerning clinical learning experiences ». *Nurse Education Today*, vol. 23, p. 262-268.

Raisler, J., O'Grady, M. et Lori, J. (2003). « Clinical teaching and learning in midwifery and women's health ». *Journal of Midwifery and Women's Health*, vol. 48, p. 398-406.

Redmond, G.M. et Sorrell, J. M. (1996). « Creating a caring learning environment ». *Nursing Forum*, vol. 31, p. 21-27.

Reilly, D. E. et Oermann, M. H. (1985). *The Clinical Field: It's Use in Nursing Education*. Connecticut: Appleton-Century-Crofts.

Reilly, D. E. et Oermann, M. H. (1992). *Clinical Teaching in Nursing Education*. National League for Nursing.

Saarikoski, M., Leino-Kilpi, H. et Warne, T. (2002). « Clinical learning environment and supervision: Testing a research instrument in an international comparative study ». *Nurse Education Today*, vol. 22, p. 340-349.

Sauvé, J., Paquette-Desjardins, D. (2002). *Profession infirmière: La collecte des données*. Montréal: Chenelière/McGraw-Hill.

Vinson, D. C., Paden, C. et Devera-Sales, A. (1996). « Impact of medical student teaching on family physicians' use of time ». *Journal of Family Practice*, vol. 42, p. 243-249.

Wagner, P. S. et Ash, K. (1998). « Creating the teachable moment ». *Journal of Nursing Education*, vol. 37, p. 278-280.

Chapitre 5

L'importance du stress vécu par les stagiaires en formation pratique

Liette St-Pierre

INTRODUCTION

La préceptrice doit accompagner la stagiaire et doit aussi être une guide pour cette étudiante en formation. En raison de son rôle auprès de la stagiaire, la préceptrice aura à vivre une relation étroite avec elle et aura à évaluer sa performance en situation réelle, ce qui est souvent jugé comme un facteur de stress pour l'étudiante. Ce chapitre tente de faire la lumière sur les différents stresseurs rencontrés par la stagiaire et de faire réaliser à la préceptrice les diverses réactions qui peuvent être engendrées par le stress. Il présente également quelques exemples de stratégies de gestion du stress. La préceptrice pourra donc, sans devenir une spécialiste en la matière, suggérer certaines stratégies à la stagiaire ou lui fournir les outils qui permettront à cette dernière de faire les démarches pour recevoir l'aide nécessaire à une bonne gestion de son stress.

5.1 LE STRESS

À ce jour, malgré les nombreuses recherches qui ont été faites sur le sujet, il est encore difficile de trouver une définition unique et commune du stress. Cette disparité s'explique en partie en raison de la discipline du chercheur qui travaille sur cette question, ce qui fait en sorte que la notion de stress peut alors prendre une teinte plus physiologique, biologique, psychologique ou sociale. Par contre, il s'agit d'un phénomène bien reconnu dont personne n'oserait nier l'existence. À la suite d'études effectuées par différents chercheurs, il est possible d'affirmer que le stress est normal, qu'il ne peut être évité et qu'il est même essentiel à la vie (Bensabat, 1991 ; Coleman, 1993 ; Cox et Mackay, 1976 ; Everly, 1990 ; Lauzier et Gosselin, 2005 ; Lazarus, 1999 ; Lazarus et Folkman, 1984 ; Le Scanff, 1999 ; Maddi et Kobasa, 1984 ; Rivolier, 1999 ; Selye, 1974).

Le concept de stress peut être envisagé selon plusieurs perspectives. Les différentes définitions données par les auteurs mentionnés précédemment permettent de faire ressortir certains éléments communs, dont les réactions physiologiques et psychologiques causées par le stress, son effet sur certains organes cibles, l'existence de facteurs prédisposants, la possibilité d'exercer un certain contrôle sur le stress et la reconnaissance des stresseurs comme facteurs causant le stress. Ainsi, on s'entend pour dire que le stress est une réaction physiologique ou psychologique survenant à la suite d'une demande physique ou psychologique qui perturbe l'équilibre personnel. Il ressort de plus que le stress permet aussi de s'adapter à une nouvelle situation ou à un nouveau milieu (Maddi et Kobasa, 1984 ; Lazarus, 1999 ; Légeron, 2003).

Il est possible de distinguer deux types de stress en fonction des effets souhaitables ou non qu'il entraîne. Il y aurait donc du « bon » stress et du « mauvais » stress. Le stress positif peut être comparé à une stimulation bénéfique qui permet de réagir positivement à quelque chose (naissance d'un enfant, mariage, collation des grades, nouvel emploi, promotion, achat d'une maison). Le stress négatif, quant à lui, peut engendrer les résultats suivants : diminution de l'efficacité et de la performance, erreurs répétées, fausses manœuvres, mauvaises décisions, conflits de travail, compétition excessive (Everly, 1990 ; Girdano et al., 1986 ; Lazarus, 1999 ; Lazarus et Folkman, 1984 ; Légeron, 2003 ; Le Scanff, 1999 ; Maniguet, 1994 ; Rivolier, 1999 ; Selye, 1974).

Pour les besoins de ce chapitre, le terme stress est entendu comme une réaction physiologique ou psychologique qui survient à la suite d'une demande physique ou psychologique ressentie par la personne comme dépassant ses ressources personnelles et mettant en danger son bien-être. Les conséquences de cette réaction permettent l'adaptation de la personne en rapport avec son milieu ; il s'agit d'un lien entre le stresseur et les effets sur certains organes cibles (Lazarus, 1999 ; St-Pierre, 1995).

À la lumière de cette définition, il apparaît clairement que le stress peut survenir à plusieurs périodes de la vie et que même les préceptrices auront à y faire face. Toutefois, tout au long de ce chapitre, l'accent sera mis sur le stress vécu par les stagiaires et sur l'importance pour la préceptrice de connaître les réactions au stress.

5.2 LES STRESSEURS

Différentes causes peuvent entraîner une réponse de stress, qui peut alors se manifester par des réactions physiologiques ou psychologiques. Ces stimuli sont appelés stresseurs (CGSST, 2003 ; Chanez, 1993 ; Everly, 1990 ; Lazarus, 1999 ; Lazarus et Folkman, 1984 ; Légeron, 2003 ; Le Scanff, 1999 ; Monat et Lazarus, 1991 ; Rivolier, 1999 ; Selye, 1974) Les contraintes de la vie quotidienne, familiale et professionnelle, ont toutes un effet sur l'état affectif de la personne et, selon le type de personnalité et la situation, il est possible de voir apparaître une manifestation de stress. Il faut souligner que les stresseurs peuvent se modifier, provenir de différentes sources, ou encore, être toujours présents dans la vie de l'individu.

5.2.1 Les stresseurs provenant du milieu infirmier

Il est reconnu que certains moments ou stades de la vie représentent des périodes de vulnérabilité particulière et demandent une adaptation psychosociale nouvelle (Skinner, 1986). Les études de psychologie du travail montrent de façon péremptoire que certaines conditions de travail représentent d'indéniables agents de stress (Lazarus, 1999 ; Le Scanff, 1999 ; Rivolier, 1999). La profession infirmière est considérée comme un emploi à haut risque de stress et d'épuisement professionnel. En effet, plusieurs auteurs reconnaissent que les professions qui s'exercent au service du public et qui occasionnent de ce fait de nombreuses interactions sociales, engendrent des réactions de stress parfois importantes (Bennett *et al.*, 2001 ; CGSST, 2003 ; Cocco *et al.*, 2003 ; Happell, Pinkahana et Martin, 2003 ; Lauzier et Gosselin, 2005 ; Pépin et Dionne-Proulx, 1992 ; Rees et Cooper, 1992).

Gosselin, Laplante et Lauzier (2004) font ressortir le fait suivant : il semble de plus en plus évident que le principal stresseur qui touche les employés du système de santé est l'augmentation de la charge de travail. Dans une étude menée par ces chercheurs, la charge de travail est apparue comme un indicateur de stress qui dépasse tous les autres indicateurs obtenus à l'aide de questionnaires. Il est donc possible de dire que la charge de travail est souvent un facteur de stress dans l'environnement professionnel.

Des études menées par des auteurs qui s'intéressent aux sciences infirmières font aussi ressortir des stresseurs qui proviennent des milieux de soins :

- Obligation de prendre des décisions sous pression ;
- Contact régulier avec la mort et la souffrance ;
- Manque de temps ;
- Absence d'autonomie décisionnelle ;
- Manque de satisfaction par rapport au travail ;
- Horaire ;
- Nouvelles technologies ;
- Exposition à des risques/dangers ;
- Conditions de travail difficiles ;
- Lourdeur de la tâche ;
- Manque de soutien de la part des infirmières cliniciennes ou des assistantes infirmières et des membres de l'administration ;

- Manque de soutien des collègues ;
- Difficulté à concilier travail/famille ;
- Manque de reconnaissance ;
- Statut précaire ;
- Conflits au travail (Bennett *et al.*, 2001 ; CGSST, 2003 ; Cocco *et al.*, 2003 ; Happell, Pinkahana et Martin, 2003 ; Lauzier et Gosselin, 2005 ; Pépin et Dionne-Proulx, 1992 ; Rees et Cooper, 1992).

Cette liste non exhaustive montre bien que les milieux de soins engendrent souvent des situations stressantes. Il faut souligner que les préceptrices qui encadrent les stagiaires tout au long de leur formation pratique sont quotidiennement aux prises avec ces situations qui peuvent entraîner des problèmes de stress. Chez les infirmières, on estime que 40 % de l'absentéisme est dû au surmenage professionnel (CGSST, 2003). Ainsi, des stresseurs peuvent déjà être présents dans l'environnement de la préceptrice et elle peut avoir à gérer elle-même son propre stress. Les stagiaires devront elles aussi apprendre à évoluer dans cet environnement stressant. Pour certaines d'entre elles, il peut donc devenir difficile d'agir adéquatement si elles éprouvent de la difficulté à gérer leur stress.

5.2.2 Les stresseurs provenant de la formation pratique

Plusieurs auteurs ont souligné que la formation pratique est une période d'apprentissage au cours de laquelle les stagiaires vivent de grandes émotions et où celles-ci disent ressentir les effets du stress (Admiraal, Korthagen et Wubbels, 2000 ; Villeneuve, 1992). Dans le cadre de discussions et de rencontres cliniques qui ont eu lieu lors de l'encadrement des stages, il a été possible de recueillir les commentaires des stagiaires sur quelques stresseurs en lien avec la formation pratique. Parmi ces stresseurs, elles mentionnent les différentes caractéristiques des clients à soigner, la méconnaissance du milieu infirmier en tant qu'infirmière, l'acte de soigner, d'accompagner, le manque de temps (horaire rigide), le sentiment d'impuissance devant certaines situations problématiques, la difficulté de « trouver sa place » dans le monde hospitalier (règles, modes de fonctionnement, clients difficiles), le fait d'être aux prises avec les difficultés sociales, familiales et psychologiques vécues par certains clients, le manque de ressources à l'intérieur du système de santé (travailleur social, ergothérapeute, physiothérapeute, infirmière de liaison), les différences d'opinions avec la préceptrice, la crainte d'être jugée par celle-ci et le niveau de performance à atteindre au cours de l'exécution des différentes méthodes de soins.

Il faut noter que la stagiaire doit offrir une performance satisfaisante tout au long de la formation pratique dans le but de réussir son baccalauréat en sciences infirmières, ce qui lui permettra de se présenter à l'examen de l'Ordre des infirmières et infirmiers du Québec (OIIQ) et ainsi d'obtenir son droit de pratique. Il faut donc comprendre que la carrière de la future infirmière est en jeu. La stagiaire expérimentera un nouveau milieu de travail tout en étant souvent un sujet d'observation pour la préceptrice, les clients et les autres professionnels de la santé. Cette période est importante pour la stagiaire. La préceptrice qui prend conscience de la présence de ces différents stresseurs sera en mesure d'observer les réactions possibles de la stagiaire et pourra adapter le soutien qu'elle doit lui offrir afin que l'étudiante puisse cheminer et s'enrichir en dépit des stresseurs qui seront très souvent présents dans son futur milieu de travail.

5.3 LA GESTION DU STRESS

Lorsque la demande faite à une personne lui semble en dehors de ses compétences ou lui apparaît comme un problème insoluble, cette demande peut menacer son bien-être et lui occasionner beaucoup de stress. Il est reconnu que la réponse de stress peut différer selon les individus (Everly, 1990 ; Lazarus, 1999 ; Légeron, 2003 ; Le Scanff, 1999 ; Maddi et Kobasa, 1984 ; Rivolier, 1999). Certaines prédispositions jouent un rôle sur cette réponse de stress (la sensibilité émotionnelle, les traits d'anxiété, l'affectivité, les expériences antérieures, la personnalité, les problèmes de santé déjà existants), mais un des facteurs importants est la capacité de gestion de stress de la personne stressée.

La capacité de gestion de stress est un processus à travers lequel un individu gère les demandes des relations personne-environnement qui sont envisagées comme stressantes ainsi que les émotions qu'elles génèrent. Les individus ne vivent pas passivement les événements, ils modifient constamment leur environnement pour trouver des conditions compatibles avec leurs désirs et leurs possibilités (Choque et Choque, 1993 ; Flannery, 1992 ; Lazarus et Folkman, 1984 ; Légeron, 2003 ; Pépin, 1999 ; Rivolier, 1992, 1999).

Lazarus et Folkman (1984, p.141) définissent ainsi la gestion du stress : « […] les efforts faits (tant physiques que psychologiques) pour gérer les demandes (internes ou environnementales ou les conflits entre celles-ci) qui dépassent les ressources d'une personne ».

La gestion du stress fait partie d'un processus dynamique et complexe qui comprend une série de tâches d'adaptation. Elle est utilisée dans le but de rétablir l'homéostasie. Elle constitue l'étape au cours de laquelle l'individu peut exercer un certain contrôle sur le stress vécu. Si la gestion est efficace, la réponse de stress est atténuée tandis que si l'individu ne gère pas son stress, il peut développer certains problèmes de santé.

Différentes stratégies sont utilisées pour gérer le stress. Certaines s'appuient sur un changement d'environnement, d'autres concernent uniquement la modification de l'état émotionnel du sujet et sont utiles lorsque la situation ne peut être changée. Les auteurs s'entendent pour dire qu'il est important pour les personnes stressées de connaître différentes stratégies de gestion de stress afin de pouvoir diminuer les effets négatifs qu'il peut engendrer (Choque et Choque, 1993 ; Flannery, 1992 ; Lazarus, 1999 ; Lazarus et Folkman, 1984 ; Légeron, 2003 ; Le Scanff, 1999 ; Mitchell et Bray, 1990 ; Rivolier, 1992, 1999). Bien qu'elle ne soit pas exhaustive, la liste qui suit présente des stratégies de gestion de stress qui peuvent être utiles à la personne en situation de stress :

- Relaxation ;
- Bonne alimentation ;

- Réseau de soutien social;
- Exercice physique;
- Gestion de temps;
- Visualisation;
- Groupe de débreffage;
- Imagerie mentale;
- Technique de biofeedback;
- Hypnose;
- Résolution de problèmes;
- Expression de ses émotions;
- Consultation d'un professionnel;
- Distractions, rire.

5.4 LA SUPERVISION DE LA FORMATION PRATIQUE

En formation pratique, trois personnes doivent travailler ensemble afin d'atteindre les objectifs du stage. La triade est formée par la stagiaire, la professeure responsable et la préceptrice. Tout au long du stage dans les milieux de soins, cette triade est en lien avec des événements stressants. Il faut donc comprendre que chaque membre de la triade peut vivre du stress, chacune à sa façon.

Le rôle de la professeure universitaire est, entre autres, de voir à la persistance du lien entre le milieu clinique et le milieu universitaire tout au long de la formation pratique. Elle assure un suivi auprès de la stagiaire. Elle est responsable des rencontres cliniques avec les stagiaires qu'elle encadre (présentation de cas cliniques vécus en stage), de la correction des démarches de soins et des fiches pharmacologiques, de même que de la lecture du journal de bord. Finalement, elle détient la responsabilité finale de l'attribution de la note.

Les attentes du milieu universitaire quant à la préceptrice concernent le soutien et l'encadrement pédagogique à offrir à la stagiaire afin que celle-ci puisse mettre en pratique les notions théoriques vues au moment de sa formation à l'université. Le stage est l'endroit idéal pour faire les liens théorie-pratique si importants dans la formation des futures infirmières. Donc, le rôle de la préceptrice est primordial et sans aucun doute exigeant. Elle doit offrir un encadrement de qualité à la stagiaire tout en s'assurant que les soins donnés aux clients répondent aux exigences et aux règles de l'art en sciences infirmières. En effet, les aspects responsabilité, imputabilité et sécurité sont lourds de conséquences au regard des actes accomplis par l'infirmière. La préceptrice joue donc un rôle pédagogique et pratique important auprès de la stagiaire. Il s'agit souvent d'un suivi quotidien qui permet à la stagiaire d'évoluer et de progresser tout au long de son stage. Il est normal que la préceptrice ait des préoccupations différentes de celles de la professeure universitaire puisqu'elle a été mandatée en raison de son expertise clinique et de sa présence quotidienne au moment de la formation pratique. Il faut aussi se rappeler que c'est la préceptrice qui travaille au quotidien dans le milieu de soins, qu'elle connaît les exigences particulières du milieu et qu'elle reste responsable de la qualité des soins offerts aux clients.

La préceptrice doit posséder plusieurs aptitudes et habiletés afin d'encadrer adéquatement la stagiaire. Ainsi, il lui faut porter une attention particulière à la façon dont le stress peut affecter physiquement, mentalement et émotionnellement les individus. Cette compréhension lui permettra d'accorder toute l'importance nécessaire à la phase positive du stress, ou encore, de choisir des façons efficaces d'en combattre les effets négatifs.

La connaissance des principaux stresseurs vécus par les stagiaires permettra à la préceptrice d'observer certains comportements chez la future infirmière. Elle doit comprendre les réactions physiologiques et psychologiques qui peuvent se manifester de différentes façons : faire preuve de nervosité, avoir des tics, être maladroite, oublier du matériel ou des étapes au moment de l'exécution de procédures de soins, ne pas être en mesure d'expliquer les liens théorie-pratique de façon spontanée, bafouiller, avoir de la difficulté à se concentrer. Ainsi, la préceptrice ne devrait pas minimiser l'effet des stresseurs sur le niveau de performance de la stagiaire. Lorsque la préceptrice sait reconnaître les signes et symptômes du stress, elle peut alors tenter de poser des actions qui auront pour objectif d'aider la stagiaire à grandir à travers son expérience et à la rendre apte à gérer ce stress, afin qu'elle devienne une infirmière capable d'exercer sa profession.

Il serait indiqué que chaque préceptrice puisse offrir un encadrement aux stagiaires qui ont des besoins spécifiques, afin de leur présenter différentes stratégies de gestion de stress qui peuvent être utiles au cours du stage. Toutefois, il faut comprendre que toutes ne peuvent avoir les mêmes connaissances et compétences sur ce sujet. Ainsi, il est à tout le moins souhaitable que chaque préceptrice soit sensibilisée au phénomène du stress et de sa gestion afin qu'elle puisse tenir compte des conséquences possibles de ce stress sur la performance et le comportement de la stagiaire à certains moments de son stage. La préceptrice devrait être à l'affût des signes et symptômes de stress vécu par la stagiaire. Une communication franche et ouverte de même qu'un suivi rigoureux pourraient contribuer à diminuer assez rapidement les effets du stress chez l'étudiante. Il semblerait aussi pertinent que la préceptrice, de par sa formation et ses compétences, puisse engager le dialogue avec la stagiaire sur certains aspects en lien avec le stress. Ce point nous apparaît important, car la profession infirmière occasionne du stress même chez les infirmières expertes. Il faut donc comprendre que la sensibilisation à la présence de ce phénomène est essentielle dans la formation de futures professionnelles de la santé. Des discussions sur les stratégies possibles devraient être menées avec la stagiaire qui en fait la demande afin de l'aider à diminuer le stress vécu durant sa pratique professionnelle. Nous croyons que la capacité de gérer le stress est un facteur important qui permettra à la stagiaire d'offrir une prestation dont elle pourra être satisfaite. De plus, une connaissance des conséquences du stress peut faire en sorte que la préceptrice portera un jugement adéquat sur les actes accomplis par la stagiaire au moment d'une prestation.

Il serait souhaitable que la stagiaire puisse compter sur une intervention rapide de la préceptrice en cas de problème de stress important. Dans un tel cas, la préceptrice doit aussi savoir que la professeure est toujours là pour aider à gérer ces problèmes particuliers. La demande d'aide sera d'autant facilitée si une relation de confiance s'est établie entre les parties. La stagiaire ne devrait en aucun cas avoir à subir une évaluation négative en raison d'un problème concernant une difficulté à gérer une situation stressante qu'elle aurait signalée à sa préceptrice. Il semble compréhensible qu'il soit parfois très difficile pour la stagiaire de faire une entière confiance à la préceptrice. Trop souvent, son rôle de «personne responsable de l'évaluation clinique» empêche la stagiaire d'aller ouvertement vers la préceptrice. C'est pourquoi nous trouvons important qu'un mode de fonctionnement clair et simple soit établi entre les membres de la triade dès le départ. La stagiaire doit se sentir libre d'exprimer les situations de stress vécues dans le cadre de sa formation pratique, et ce, sans craindre de «perdre des points au moment de l'évaluation».

Pour une stagiaire, la présence de la préceptrice est rarement vue comme une expérience «non stressante»! L'étudiante veut prouver sa compétence à sa supérieure afin de pouvoir obtenir de bons commentaires et, ainsi, de bonnes notes. La stagiaire n'est pas toujours à l'aise pour discuter avec la préceptrice du stress engendré par différentes situations (annonce d'un mauvais pronostic, décès, situation familiale difficile), par crainte d'avoir de mauvais résultats et de se faire accoler une étiquette. Il faut donc que la préceptrice, de par son expérience et son expertise, soit aux aguets quand surviennent de tels événements, et qu'elle offre de l'aide et du soutien à la stagiaire.

Naturellement, il est normal que la stagiaire ait à vivre un certain stress. Toutefois, en aucun cas ne faut-il lui permettre d'utiliser ce prétexte pour excuser tous ses comportements, puisque lorsqu'elle sera une professionnelle de la santé, le stress fera partie de son quotidien. Une gestion minimale de son stress est donc requise. La préceptrice utilisera son expérience et son jugement pour aider la stagiaire à s'ajuster et pour la guider afin qu'elle puisse régler les problèmes qui pourraient découler du stress mal géré. La stagiaire doit être en mesure d'utiliser des stratégies de gestion de stress afin de pouvoir fonctionner de façon adéquate. Ainsi, si une stagiaire, malgré l'aide de la préceptrice, ne peut contrôler ses émotions et gérer son stress de façon minimale au cours de sa formation pratique, des mesures devront être prises afin de lui faire réaliser qu'elle aura à travailler dans le milieu clinique tout au long de sa carrière et qu'elle devra atteindre un certain niveau de performance, puisqu'elle aura à répondre à des exigences du ministère de la Santé et des Services sociaux afin d'offrir des soins de qualité.

CONCLUSION

Le stress en milieu clinique est un phénomène bien documenté. Il entraîne chaque année d'innombrables journées d'absence du travail. Les professionnelles de la santé doivent être en mesure de faire face au stress et d'employer des stratégies de gestion pouvant les aider à rester en santé. La stagiaire en formation pratique doit apprivoiser un nouveau milieu de travail qui sera le sien dans les années à venir. Il faut qu'elle puisse connaître et comprendre l'environnement clinique dans lequel elle évoluera tout au long de sa carrière.

La préceptrice est une guide, une accompagnatrice pour la stagiaire au cours de sa formation pratique. Elle doit être prête à s'investir psychologiquement dans le processus de supervision. Elle doit aussi adopter différentes attitudes qui peuvent aider la stagiaire à apprécier sa formation pratique. La préceptrice doit accepter le rythme de l'étudiante-infirmière et tenir compte de son niveau scolaire, et parfois adapter sa pratique selon ce niveau de formation. La préceptrice est une personne-ressource importante pour aider la stagiaire à atteindre les compétences visées par le programme de formation universitaire en sciences infirmières.

La préceptrice a aussi un rôle essentiel à jouer dans l'encadrement de la stagiaire afin de l'aider à devenir une infirmière autonome, responsable et professionnelle. Il est clair que si la préceptrice doit aider une stagiaire qui vit une situation stressante, elle devra en plus connaître et comprendre les différentes conséquences du stress et être en mesure de lui suggérer des stratégies de gestion de celui-ci.

ANNEXE 5.1

Des suggestions pouvant aider la préceptrice au cours de situations de stress vécues par la stagiaire

- Cibler les facteurs de stress (stresseurs) qui semblent avoir un effet négatif sur la stagiaire ;
- Reconnaître des signes de stress chez la stagiaire ;
- Discuter ouvertement des problèmes générés par le stress ;
- Donner des exemples de situations où la stagiaire a manifesté des comportements attribuables au stress ;
- Suggérer des stratégies de gestion de stress pertinentes pour la stagiaire ;
- Reconnaître les manifestations possibles de stress chez la stagiaire ;
- Accepter de diriger la stagiaire vers une autre ressource si la situation dépasse sa compétence.

RÉFÉRENCES

Admiraal, W. F., Korthagen, F. A. J. et Wubbels, T. (2000). « Effects of student teachers'coping behaviour ». *British Journal of Educational Psychology*, vol. 70, p. 33-52.

Audet, M., Brun, J.-P., Blais, C., Montreuil, S. et Vinet, A. (2003). *Santé mentale et travail : L'urgence de penser autrement l'organisation*. Québec : Les Presses de l'Université Laval.

Bennett, P., Lowe, R., Matthews, V., Dourali, M., et Tattersall, A. (2001). « Stress in nurses : Coping managerial support and work demand ». *Stress and Health*, vol. 17, p. 55-63.

Bensabat, S. (1991). *Le stress c'est la vie*. Paris : Librairie générale française, 230 p..

Brock, B. L. et Grady, M. L. (2000). *Rekindling the Flame : Principals Combating Teacher Burnout*. Thousand Oaks : Corwin Press.

Burke, R. J. et Greenglass, E. R. (2000). « Hospital restructuring and nursing staff well-being : The role of coping ». *International Journal of Stress Management*, vol. 7, p. 49-59.

Burrows, G. et McGrath, C. (2000). « Stress and mental health professionals ». *Stress Medecine*, vol. 16, p. 269-271.

Butterworth, T., Carson, J., Jeacock, J., White, E. et Clements, A. (1999). « Stress, coping, burnout and job satisfaction in British nurses : Findings from the clinical supervision evaluation project ». *Stress Medecine*, vol. 15, p. 27-33.

Carson, J., Maal, S., Roche, S., Fagin, L., De Villiers, N., O'Malley, P., Brown, D., Leary, J. et Holloway, F. (1999). « Burnout in mental health nurses : Much ado about nothing ? ». *Stress Medecine*, vol. 15, p. 127-134.

Cass, M. H., Ling Siu, O., Faragher, E. B. et Cooper, C. L. (2003). « A meta-analysis of the relationship between job satisfaction and employee health in Hong Kong ». *Stress and Health*, vol. 19, p. 79-95.

CGSST (Chaire en gestion de la santé et de la sécurité du travail dans les organisations de l'Université Laval). (2003). *L'ampleur du problème : L'expression du stress au travail*. Québec : Bibliothèque nationale du Québec, 23 p.

Chanez. P. O. (1993). *Maîtrisez votre stress*. Montréal : Amarande, 209 p.

Choque, S. et Choque, J. (1993). *Guide anti-stress : Le bien-être des soignants*. Montréal : Agence d'Arc.

Cocco, E., Gatti, M., De Mendonça Lima, C. A. et Camus, V. (2003). « A comparative study of stress and burnout among staff caregivers in nursing homes and acute geriatric wards ». *International Journal of Geriatric Psychiatry*, vol. 18, p. 78-85.

Coleman, V. (1993). *Échec au stress*. Montréal : Grund, 187 p.

Cosgrove, J. (2000). *Breakdown : The Facts about Teacher Stress in Teaching*. London : Routledge Falmer.

Cox, T. et Mackay, C. J. (1976). « A psychological model of occupational stress ». *Mental Health in Industry*, vol. 3, p. 18-22.

Edwards, D., Hannigan, B., Fothergill, A. et Burnard, P. (2002) « Stress management for mental health professionals : A review of effective techniques ». *Stress and Health*, vol. 18, p. 203-215.

Everly, G. (1990). *A Clinical Guide to the Treatment of the Human Stress Response*. New York : Plenum Press, 387 p.

Flannery, R. B. (1992). *Comment résister au stress*. Paris : Éditions Eyrolles, 178 p.

Girdano, D., Everly, G. et Dusek, D. (1986). *Controlling Stress and Tension : A Holistic Approach*. New Jersey : Prentice Hall.

Gosselin, É., Laplante, N. et Lauzier, M. (2004). *Qualité de vie au travail : Examen de la situation d'un centre hospitalier québécois*. Hull : Université du Québec en Outaouais, Département de relations industrielles.

Happell, B., Pinikahana, J. et Martin, T. (2003). «Stress and burnout in forensic psychiatric nursing». *Stress and Health*, vol. 19, p. 63-68.

Lauzier, M. et Gosselin, E. (2005). *Effet salutogène des stratégies de coping sur la dynamique stress-épuisement professionnel : Une étude chez les infirmières*. Toronto : ASAC.

Lazarus, R. (1998). *Fifty Years of Research and Theory of R. S. Lazarus*. New Jersey : Erlbaum.

Lazarus, R. et Folkman, S. (1984). *Stress, Appraisal and Coping*. New York : Springer Publishing, 445 p.

Légeron, P. (2003). *Le stress au travail*. Paris : Odile Jacob, 381 p.

Le Scanff, C. (1999). «Une approche tridimensionnelle de la gestion du stress». *La gestion du stress, entraînement et compétition*, Dossiers EP.S., vol. 43, p. 18-25.

Le Scanff, C. (1999). «Les routines de performance». *La gestion du stress, entraînement et compétition*, Dossiers EP.S., vol. 43, p. 54-60.

Maddi, S. R. et Kobasa, S. C. (1984). *The Hardy Executive : Health Under Stress*. Homewood : Dow Jones-Irwin.

Maniguet, X. (1994). *Les énergies du stress*. Paris : Laffont.

Mitchell, J. et Bray, G. (1990). *Emergency Services Stress*. New Jersey : Prentice Hall.

Monat, A. et Lazarus, R. (1991). *Stress and Coping : An Anthology*. New York : Columbia University Press.

Pépin, R. (1999). *Stress, bien-être et productivité au travail*. Québec : Les Éditions Transcontinental, 378 p.

Pépin, R. et Dionne-Proulx, J. (1992). *Stress en milieu infirmier*. Trois-Rivières : Département d'administration et d'économique, Université du Québec à Trois-Rivières.

Rees, D. et Cooper, C. (1992). «Occupational stress in health service workers in the UK». *Stress Medecine*, vol. 8, p. 79-90.

Rivolier, J. (1992). *Facteurs humains et situations extrêmes*. Paris : Masson.

Rivolier, J. (1999). «Stress, émotion, anxiété». *La gestion du stress, entraînement et compétition*, Dossiers EP.S., vol. 43.

Rousseau, N. et St-Pierre, L. (2002). «Redéfinition des rôles du superviseur universitaire de stage pour une meilleure collaboration université/milieu scolaire». Dans *Les enjeux de la supervision pédagogiques des stages*, M. Boutet et N. Rousseau. Sainte-Foy : Presses de l'Université du Québec, 243 p.

Rousseau, N., St-Pierre, L. et Dufresne, M. (2002). *La supervision de stage : Histoire d'un dialogue réflexif entre intervenants scolaires et universitaires*. Trois-Rivières : Université du Québec à Trois-Rivières, 109 p.

Selye, H. (1974). *Stress sans détresse*. Montréal : La Presse.

Skinner, E. J. (1986). *Registered Nurses : An Examination of Attitudes Toward Death and Dying*. Michigan : Ann Arbor.

St-Pierre, L. (1995). «Formation en cours d'emploi sur le stress et sa gestion : Effets sur la qualité de vie de techniciens ambulanciers au Québec». Thèse de doctorat non publiée. Montréal : Université du Québec à Montréal.

St-Pierre, L. (2002). *Utilisation des technologies de l'information en tant que support pour aider les futurs maîtres en stage à gérer le stress vécu lors de leur séjour dans les écoles ou les milieux non traditionnels en tant que stagiaires*. Trois-Rivières : Université du Québec à Trois-Rivières, 12 p.

Vandenberghe, R. et Huberman, A. M. (1999). *Understanding and Preventing Teacher Burnout : A Sourcebook of International Research and Practice*. New York : Cambridge University Press.

Villeneuve, L. (1992). «Le stage supervisé dans un contexte de formation pratique : ses étapes de réalisation». *Journal Pédagogique-ACADEMIA*, vol. 10, p. 179-218.

Chapitre 6

♦

La responsabilisation des stagiaires

Caroline Larue
Claire Chapados

INTRODUCTION

Ce chapitre, divisé en cinq sections, porte sur la responsabilisation des stagiaires, compte tenu de leurs apprentissages, et répertorie des stratégies d'enseignement pour les préceptrices de stage. Les deux premières sections introduisent respectivement les rôles attendus des stagiaires durant leur immersion clinique, ainsi que les rôles attendus des préceptrices dans leurs interactions avec les stagiaires. La section suivante expose les raisons pour lesquelles nous adhérons à une conception active de l'apprentissage. Cette conception suppose que les préceptrices connaissent des stratégies d'apprentissage utilisées par les étudiantes, stratégies d'ailleurs proposées dans la quatrième section. La dernière section fournit quelques indications d'interventions que les préceptrices peuvent mettre en œuvre pour soutenir ou élaborer des stratégies d'apprentissage efficaces.

6.1 LA RESPONSABILITÉ DES ÉTUDIANTES QUANT AU DÉVELOPPEMENT DE LEURS COMPÉTENCES EN STAGE

Les chercheurs définissent la responsabilisation (*empowerment*) comme l'obligation de démontrer et d'assumer ses responsabilités de rendement en fonction des attentes formulées. La responsabilisation s'acquiert par une remise en question constante de ses attitudes et de ses comportements, donc elle oblige l'étudiante à répondre d'une action. Notons que ce concept diffère de la responsabilité (*accountability*), qui réfère plutôt à l'obligation d'agir (Gouvernement du Canada, 2001).

Dans le contexte des stages, l'étudiante représente la principale actrice de son apprentissage. Le stage constitue une étape importante dans le processus de formation et permet d'orienter la formation théorique vers une expérience pratique. Par son bagage de perceptions, de ressources, de préjugés, de craintes et d'attentes, c'est la stagiaire qui décide de prendre en main son apprentissage et son évolution. Toutefois, le contexte dans lequel s'effectue l'apprentissage influe sur le type de connaissances acquises. Le stage permet l'application des théories apprises à l'école ainsi que l'acquisition et le développement des compétences professionnelles. Il sert aussi à valoriser les savoir-faire et les compétences de l'étudiante et oblige cette dernière à faire le point sur ses acquis. Le stage facilite le questionnement, aide la stagiaire à mieux se connaître, à cerner ses motivations et ses choix d'orientation. Généralement, il représente la première prise de contact de l'étudiante avec le monde du travail et lui fournit l'occasion de développer son identité professionnelle. Chaque stagiaire, encadrée et évaluée par l'infirmière-préceptrice, apprend à la fois à donner des soins à des clients, à travailler et à se former. En somme, le stage facilite le développement de l'autonomie.

6.1.1 L'autonomie

L'étudiante doit bien se connaître pour pouvoir se poser des défis personnels réalisables. En effet, dans une démarche autonome, elle doit être consciente de ses forces et de ses faiblesses. Elle doit indiquer à la préceptrice les points sur lesquels elle veut se concentrer. La préceptrice met alors des savoirs à la disposition de l'étudiante, elle la guide, l'accompagne et l'évalue. Elle favorise le développement personnel et autonome, et fait émerger le potentiel de créativité (Aupetit, Dubois, Harrault et Kozlowski, 2002). Pour sa part, l'étudiante s'inscrit dans une dynamique de changement et établit ses acquis relationnels. Elle doit s'adapter aux différentes situations professionnelles, connaître sa zone d'autonomie et apprendre à se valoriser.

6.1.2 Les responsabilités professionnelles

La stagiaire doit se demander quelle valeur accorder à la profession : qu'elle soit « étudiante-infirmière » (étudiante inscrite au baccalauréat en formation initiale) ou « infirmière-étudiante » (étudiante inscrite au D.E.C.-Bac), elle doit apprendre à se définir par rapport à ses responsabilités. Elle doit aussi s'assurer de posséder les compétences requises avant d'intervenir dans une situation clinique. De plus, elle est responsable, en tout temps, des soins et des traitements qu'elle administre aux clients ; elle est une professionnelle qui doit bien exécuter son travail. Elle doit accepter de répondre de ses actes et des conséquences qu'ils peuvent entraîner sur les autres. Ainsi, elle devra prendre ses responsabilités en cas d'incident ou d'accident.

6.2 LE RÔLE DE L'INFIRMIÈRE-PRÉCEPTRICE

La préceptrice doit accompagner l'étudiante dans sa démarche de responsabilisation afin de lui permettre de mettre en pratique les apprentissages qu'elle a acquis à l'université. Cet accompagnement aide aussi la stagiaire à se préparer le mieux possible aux réalités du marché du travail afin qu'elle puisse par la suite jouer un rôle actif au sein de la société. Au cours des stages, la préceptrice doit confier des responsabilités à l'étudiante, même si elle n'est pas expérimentée, afin de ne pas la réduire au rôle de spectatrice. La préceptrice permettra donc à l'étudiante de s'épanouir en favorisant le développement de son autonomie et de sa responsabilisation.

6.2.1 Les qualités de l'infirmière-préceptrice

La préceptrice doit posséder une combinaison de qualités essentielles : respect de l'étudiante, empathie, curiosité, ouverture d'esprit et humour. L'infirmière, dans son rôle de préceptrice, doit exécuter plusieurs tâches à la fois : soigner les clients tout en favorisant l'apprentissage de l'étudiante, en sachant qu'il peut y avoir un risque d'erreur (Manson-Clot *et al.*, 2005). Elle doit mettre ses compétences au service de l'étudiante. Cependant, la charge de travail des préceptrices augmente de plus en plus et l'encadrement d'une stagiaire représente une tâche supplémentaire. Le manque de personnel et la surcharge de travail constituent des causes importantes de stress chez les infirmières. D'ailleurs, le fait de manquer de temps est très souvent cité parmi les conditions de travail les plus décriées.

Lorsque l'étudiante participe à un stage de formation clinique, la préceptrice doit être présente, mais doit-elle assurer une présence constante ? Pour Lapointe (2001), l'infirmière-préceptrice a la responsabilité de connaître l'ensemble des éléments qui lui permettront de superviser adéquatement l'étudiante lorsque cette dernière doit poser un acte professionnel. Cet auteur ajoute que l'infirmière chargée de superviser une stagiaire n'engage pas automatiquement sa responsabilité pour une faute commise par l'étudiante.

6.2.2 La relation pédagogique

Une relation pédagogique de qualité constitue un facteur indispensable dans la supervision des stages, en plus d'être un rapport d'interaction (Blanchère, 2005). En tant qu'actrice de sa formation, l'étudiante ne se définit pas seulement comme l'objet d'une intervention éducative, mais aussi comme une personne à qui l'on reconnaît le droit d'agir, de s'exprimer et de s'engager. La confiance éducative caractérise cette relation. Faire confiance à une personne, c'est reconnaître qu'elle détient des connaissances particulières. Par exemple, une infirmière-étudiante adulte a une vie personnelle chargée de responsabilités et une expérience professionnelle. Cependant, personne ne doit abuser de la confiance d'une autre, car ce sentiment constitue un lien qui facilite la relation pédagogique. La préceptrice, elle, doit apprendre à faire confiance à la stagiaire malgré quelques moments de doute, voire d'insécurité. Quant à l'étudiante-infirmière, elle doit devenir une infirmière compétente, autonome et responsable et doit être en mesure d'évoluer dans une société en changement rapide. Elle doit aussi être présente pour les clients, assurer leur sécurité et démontrer la qualité de ses soins en plus d'être capable de se positionner, de s'adapter, d'évaluer et d'évoluer.

6.3 LA SUPERVISION ORIENTÉE VERS L'AUTONOMIE ET LA RESPONSABILISATION DES ÉTUDIANTES

L'autonomie et la responsabilisation se développent lorsque l'étudiante prend part activement à son apprentissage. Par exemple, si une étudiante expose un problème de soins à sa préceptrice et ne comprend pas la relation entre le diagnostic de diabète et d'angine de poitrine d'un client, que devrait faire la préceptrice ? Devrait-elle expliquer à la stagiaire les mécanismes qui amènent les personnes souffrant de diabète à développer des problèmes vasculaires et cardiaques ou bien devrait-elle l'amener à préciser sa question et à chercher des pistes de compréhension en faisant appel à sa mémoire à long terme ? Ou encore, si la stagiaire se sent peu habile dans une technique de soins, la préceptrice devrait-elle en exécuter une partie à sa place ou la laisser réaliser ses propres expériences ? Enfin, si l'étudiante éprouve des difficultés dans sa relation avec un client, vaut-il mieux lui enseigner la relation d'aide ou l'inciter à réfléchir sur ses activités ?

Si la préceptrice répond à toutes les questions de l'étudiante et comble ainsi tous ses besoins, elle risque de s'épuiser et de se démotiver, même si elle favorise certainement l'apprentissage chez l'étudiante. De plus, cette dernière risque de développer une relation de dépendance envers la préceptrice, ce qui limitera le développement de ses compétences. Pour comprendre, prenons un exemple bien simple : la programmation du magnétoscope pour enregistrer des émissions de télévision. Même si cet appareil fait partie de notre environnement quotidien depuis près de 20 ans, certaines personnes ne savent pas le programmer. Si un membre de la famille est présent pour programmer le magnétoscope, la personne qui ignore le fonctionnement de l'appareil n'essaiera probablement pas. Toutefois, si personne n'est disponible pour l'aider, elle devra tenter de le faire par elle-même. On qualifiera le parallèle de « faible » parce que ce n'est pas un emploi et que cela ne revêt pas la même importance. Soutenons cependant que ce sont les mêmes stratégies qui entrent en jeu. En effet, plusieurs connaissances relatives au travail n'ont pas été acquises parce que les situations ne se sont jamais présentées, ou parce que quelqu'un d'autre avait donné les réponses. Voici un autre exemple que personne ne contesterait : une mère qui lace les souliers de son enfant de deuxième année le maintient dans un état de dépendance et l'empêche de devenir autonome. Ainsi, l'enfant qui se trouve dans cette situation ne prendra probablement pas la responsabilité d'attacher ses lacets à moins que ses amis le jugent négativement en le traitant de « bébé ».

C'est un phénomène semblable qui lie la préceptrice à l'étudiante. Cette dernière développera son autonomie et deviendra responsable de ses apprentissages seulement si la préceptrice la soutient et l'accompagne dans ses activités. Évidemment, cela suppose que la préceptrice puisse démontrer de la patience et de la souplesse. « Patience » parce que, pour revenir à notre exemple des lacets, il est plus rapide de lacer les souliers de l'enfant que d'attendre que celui-ci le fasse, qu'il se trompe puis qu'il recommence. « Souplesse » parce qu'il est possible que sa manière de lacer les chaussures soit différente de celle de sa mère : il fait ses boucles lâches, il ne tend pas également les lacets, il utilise la main gauche, etc. Dans ce contexte, la préceptrice doit différencier les gestes essentiels à une bonne pratique de ceux liés à sa manière personnelle de procéder. Les tentations sont grandes : effectuer la tâche à la place de l'étudiante, donner la réponse avant elle, exercer un contrôle complet sur la réalisation de la tâche et exiger qu'elle soit exécutée exactement comme la préceptrice le désire. En effet, à travers ses propres actions, la préceptrice éprouve une sensation rassurante de maîtrise, d'autorité et de compétence. Toutefois, chaque fois qu'elle pose un geste ou dit quelque chose à la place de l'étudiante, elle entrave l'apprentissage de celle-ci. Elle se plaindra ensuite que les futures infirmières manquent cruellement d'autonomie et de responsabilisation.

Nous venons de soutenir une argumentation, que nous souhaitons convaincante, sur l'importance de l'activité de l'étudiante dans son propre apprentissage. Nous proposons maintenant aux préceptrices des clés pour mieux comprendre le processus d'apprentissage. Nous l'aborderons à partir des catégories de stratégies pédagogiques, car nous pensons que la connaissance de ces stratégies amènera les préceptrices à soutenir et à accompagner l'étudiante dans le développement de ses compétences en stage.

6.4 LES OUTILS POUR DÉVELOPPER L'AUTONOMIE ET LA RESPONSABILISATION DES ÉTUDIANTES

Afin de permettre à l'étudiante d'acquérir et d'améliorer son autonomie ainsi que de s'assurer qu'elle devienne responsable en tant qu'infirmière, nous traiterons de différentes stratégies pédagogiques qui peuvent être utilisées pour développer ces qualités essentielles pour la profession. De plus, l'importance du rôle de la préceptrice dans l'acquisition des compétences de la stagiaire est présentée en deuxième partie de cette section.

6.4.1 Les stratégies pédagogiques qui favorisent un apprentissage en profondeur

Au cours d'un stage, l'étudiante doit développer de nombreuses compétences qui proviennent de la définition de l'exercice infirmier et des travaux réalisés par l'Ordre des infirmières et infirmiers du Québec (OIIQ). Ces compétences, qui se divisent en éléments de compétence, sont opérationnalisées et modulées selon le niveau d'intégration attendu au cours des stages. Aussi, l'étudiante, en plus de maintenir d'un stage à l'autre les éléments de compétence qu'elle a atteints, doit les approfondir afin qu'ils deviennent intégrés à sa pratique infirmière. En d'autres mots, il ne lui suffit pas de tout apprendre par cœur pour développer sa compétence. Elle doit également lier des connaissances entre elles et, surtout, être en mesure de les utiliser au moment opportun. Soyons clairs : nous ne renions pas toute mémorisation et ne méprisons pas cette forme d'apprentissage, au contraire. Nous encourageons plutôt l'étudiante à mémoriser les notions de base, essentielles, pour qu'elle puisse ensuite établir des relations, des associations, entre les connaissances. Prenons l'exemple d'une étudiante qui peut réciter par cœur toutes les indications d'un diurétique, mais qui se trouve incapable d'expliquer, à partir des antécédents et du diagnostic provisoire de son client, la raison pour laquelle celui-ci reçoit ce diurétique. La connaissance des indications du diurétique est insuffisante et inutile si elle ne peut être liée à une situation concrète. Voilà pourquoi nous croyons que les préceptrices doivent amener l'étudiante à utiliser des stratégies qui favorisent un traitement en profondeur de l'information et une approche en profondeur de l'apprentissage. Les caractéristiques des approches en profondeur et en surface de l'apprentissage ont été définies, entre autres, par Ramsden (1988), par Romano (1991) ainsi que par Romainville (1993).

Comme le résume le tableau 6.1, l'étudiante reproduit les faits et répond aux exigences extérieures sans s'investir dans l'apprentissage, lorsqu'elle opte pour une approche en surface. Les stratégies cognitives incluent alors la mémorisation, le rappel et la répétition. Dans l'exemple précédent, l'étudiante pourra réciter par cœur toutes les indications relatives à l'administration d'un médicament, mais ne pourra pas comprendre pourquoi ce médicament est administré à ce client-là plutôt qu'à un autre. Elle peut répéter l'information qui ne lui est d'aucune utilité pour comprendre le traitement.

En contrepartie, dans une approche en profondeur, l'étudiante possède une curiosité pour la discipline, elle veut savoir ce qu'elle fait et établit des liens avec d'autres connaissances. Les stratégies cognitives regroupent alors l'organisation, l'élaboration, la discrimination et la généralisation des connaissances. Ainsi, l'étudiante de notre exemple pourra comprendre que le médicament utilisé pour le client répond à des indications particulières en lien avec un problème biologique connu. Elle pourra donc adapter la surveillance des effets probables du médicament en fonction de données précises qui proviennent du contexte.

Maintenant que nous avons quelques indices des ingrédients nécessaires à un apprentissage en profondeur, ajoutons que les préceptrices doivent avoir des attentes raisonnables en ce qui concerne le transfert possible des apprentissages réalisés en classe.

6.4.2 Les attentes des préceptrices concernant le transfert des apprentissages

Larue (2005) a mené une étude auprès de 31 étudiantes de soins infirmiers au collégial et décrit les stratégies qu'elles utilisent pour apprendre à mobiliser les savoirs codifiés durant le cours de soins infirmiers. Boulet, Savoie-Zajc et Chevrier (1996) et Gagné (1985) distinguent trois types de connaissances : les connaissances

TABLEAU 6.1 **Les approches en profondeur et en surface liées aux stratégies métacognitives, cognitives, affectives et de gestion**

Approches/ stratégies	En surface	En profondeur
Métacognitives (autoévaluation de l'étudiante sur l'efficacité de son apprentissage)	• Reproduction des faits ou des données (ce n'est pas nécessaire de comprendre) ; • Accomplissement de la tâche.	• Compréhension du sens de ce qu'on apprend ; • Accomplissement d'un apprentissage.
Cognitives (action entreprise par l'étudiante pour apprendre)	• Stratégies de mémorisation : mémorisation des connaissances sans les lier entre elles ; répétition des faits et des idées tels que présentés ; application mécanique de procédures ; • Sans discrimination des données (éléments secondaires ou essentiels, principes ou exemples) ; • Apprentissage séquentiel, atomiste (séquences et détails).	• Stratégies d'élaboration : recherche de liens entre les connaissances nouvelles et celles déjà acquises ; restructuration des connaissances antérieures ; intention d'extraire du sens au texte ; • Stratégies d'organisation : organisation et structuration du contenu ; interrelations – échanges avec les autres étudiantes, collaboration avec les autres professionnels ; • Stratégies de transfert : discrimination des données et examen critique ; application des connaissances générales à des contextes particuliers ; exemples et contre-exemples (participation à des travaux de recherche) ; • Apprentissage global : présentation des travaux élaborés en cours de stage.
Affectives (action entreprise par l'étudiante pour maintenir son intérêt et sa motivation)	• Action extrinsèque (tâche imposée de l'extérieur) ; • Motivation instrumentale ou pragmatique ; • Non-engagement.	• Action intrinsèque (intérêt pour la connaissance en elle-même) ; • Accent sur la signification et la satisfaction d'une curiosité ; • Engagement.
De gestion (action entreprise par l'étudiante pour gérer son temps et utiliser les ressources mises à sa disposition)	• Peu de planification des études ; • Utilisation des ressources minimales.	• Planification des études ; • Utilisation de toutes les ressources : accès aux bibliothèques disponibles ; implication des stagiaires dans l'organisation des activités cliniques.

Source : Synthèse inspirée de Biggs, 1988 ; Entwistle, 1988 ; Frenay *et al.*, 1998 ; Ramsden, 1988.

déclaratives, qui sont les connaissances théoriques des choses, les connaissances procédurales, qui sont centrées sur le savoir-faire, et les connaissances contextuelles, qui permettent aux deux autres types de connaissances de s'opérationnaliser. Par exemple, une étudiante connaît les manifestations de l'hypoglycémie et les facteurs qui la déclenchent. Elle a en mémoire une série de procédures d'intervention, mais elle ira chercher dans ses connaissances celles qui se rapportent à un contexte particulier pour intervenir adéquatement en cas de crise.

Sur le plan des connaissances déclaratives, l'étudiante est incitée à utiliser des stratégies de traitement en profondeur de l'information en étant active dans son apprentissage. Le concept de compétence s'inspire des sciences cognitives et repose sur une orientation constructiviste de la connaissance. Donc, à partir de mises en situation semblables à celles rencontrées au cours des stages, l'étudiante est active dans son apprentissage, car elle réactive ses connaissances antérieures pour pouvoir en associer de nouvelles à celles déjà enregistrées dans sa mémoire, afin de les organiser. Pourtant, l'étude de Larue (2005) corrobore celle effectuée par Cartier (1997) voulant que l'apprentissage des étudiantes dans le contexte d'une classe ou d'un laboratoire ne se transfère pas automatiquement en situation de stage. Pour qu'il y ait transfert, la situation rencontrée doit correspondre exactement à celle du livre ou à celle proposée dans la situation simulée. Or, en stage, de nouvelles données s'ajoutent et d'autres sont retranchées. La préceptrice a alors la responsabilité d'aider l'étudiante à repérer les similitudes et les différences par rapport à ce qu'elle connaît déjà.

Sur le plan des connaissances centrées sur le savoir-faire, qui se rapportent à l'apprentissage des habiletés pratiques et à l'acquisition des habitudes, la plupart des étudiantes interrogées sur leur pratique de laboratoire déclaraient s'être exercées en reproduisant les gestes d'un modèle ou en utilisant une procédure écrite. Par contre, elles étaient peu nombreuses à s'être exercées à partir d'une mise en situation, et ce, malgré les consignes données à cet effet. Aucune stratégie d'automatisation telles l'exécution rapide de la technique, la précision du geste et la capacité d'intervenir auprès du client durant la procédure n'ont été répertoriées au moment de l'exercice en laboratoire. Autrement dit, la plupart des étudiantes qui se présentent en stage n'ont pas atteint le niveau d'automatisation des procédures techniques. Seules les expériences cliniques leur permettront de s'exercer suffisamment pour développer leur précision, leur vitesse et leur capacité de se décentrer par rapport au procédé de soins afin de pouvoir intervenir auprès du client durant l'exécution de la technique. Aussi, un grand nombre d'étudiantes évaluent négativement leur compétence à exécuter un procédé de soins. En voici un exemple : « Le bain, moi, j'ai jamais donné ça à quelqu'un d'autre. J'ai l'impression que je ne le fais jamais correct et, lors de mon examen clinique, la palpation, je ne la fais jamais dans le bon ordre » (Larue, 2005, p. 5).

N'allons surtout pas déduire, à partir de cette étude, que les étudiantes n'ont rien appris à l'école. Le but est plutôt d'évaluer de façon réaliste la nature de leur apprentissage. En clair, on ne peut pas demander à une étudiante qui commence son stage de savoir automatiquement quoi faire dans quelle circonstance et comment le faire sous prétexte qu'elle a fait des apprentissages scolaires. Toutefois, la préceptrice doit la conduire à établir des liens entre ce qu'elle a appris à l'école et la situation clinique afin qu'elle mobilise ses ressources pour savoir quoi faire et comment le faire. L'étudiante doit s'être exercée durant les laboratoires et la préceptrice doit l'accompagner à intervenir dans des situations nouvelles. La prochaine section s'attarde à donner des pistes d'interventions concrètes à la préceptrice pour lui permettre de susciter une plus grande autonomie et une plus grande responsabilisation de l'étudiante.

6.5 LES INDICATIONS D'INTERVENTIONS À L'INTENTION DE LA PRÉCEPTRICE

Nous avons exposé que l'étudiante pose des actions pour apprendre (stratégies cognitives), évalue ses apprentissages (stratégies métacognitives), utilise des moyens pour maintenir sa motivation et son intérêt (stratégies affectives) et planifie son temps ainsi que les ressources disponibles pour apprendre (stratégies de gestion). Nous avons également présenté une approche en profondeur de l'apprentissage, garante d'une meilleure intégration des compétences attendues chez l'étudiante-infirmière. Nous examinerons maintenant des moyens pour soutenir et accompagner l'étudiante dans l'utilisation de stratégies qui favorisent une intégration des compétences au cours des stages cliniques.

La tâche de l'apprentissage revient donc à l'étudiante, par l'utilisation de stratégies appropriées et pertinentes. Nous décrirons comment la préceptrice peut aider la stagiaire à utiliser au mieux ces méthodes en indiquant, à l'aide de tableaux, des exemples d'actions qui pourraient être posées.

6.5.1 Les stratégies cognitives

Le tableau 6.2, à la page suivante, donne des indications sur la manière d'aider l'étudiante à tirer profit des apprentissages réalisés en classe (savoirs) au moyen des stratégies de mémorisation, d'élaboration, d'organisation et de transfert. En ce qui concerne les stratégies de mémorisation, la préceptrice n'a d'autres choix que de rappeler à l'étudiante des techniques facilitant la mémorisation des connaissances. Ces techniques devraient déjà être acquises au moment du stage, surtout lorsque l'étudiante a appris les connaissances en classe. Lorsqu'une situation se présente et que la stagiaire doit utiliser des connaissances qu'elle ignore, la préceptrice devrait lui demander de trouver l'information par elle-même plutôt que de la lui livrer. Dans les autres types de stratégies (élaboration, organisation et transfert) abordées en classe, la préceptrice joue un rôle crucial en soumettant des situations cliniques variées à l'étudiante et en lui posant des questions pour qu'elle puisse aller plus loin dans l'intégration des connaissances.

6.5.2 Les stratégies métacognitives

Le tableau 6.3 (*voir la page 77*) illustre les stratégies métacognitives utilisées par les étudiantes : l'autoévaluation, l'autorégulation et l'autocontrôle. Ces actions décrivent comment l'étudiante réfléchit sur ses manières d'apprendre relativement

TABLEAU 6.2   Des exemples de soutien aux stratégies cognitives (savoirs)

Stratégies spécifiques	Opérationnalisation des stratégies	Exemples d'actions posées par la préceptrice pour soutenir l'utilisation des stratégies
Mémorisation	• Répéter ; • Faire des retours sur l'information.	• Suggérer à l'étudiante de prendre des notes, de souligner, de dire à voix haute, d'utiliser des trucs mnémotechniques (chanter, faire des associations, etc.) ; • Faire dire les connaissances ; • Susciter l'écoute des autres.
Élaboration	• Faire des liens entre les connaissances antérieures et celles acquises durant l'apprentissage.	• Demander : Que sais-tu de… à partir des cours que tu as suivis, de ce que tu as lu, de ton expérience ? • Inciter à faire des recherches à la maison à partir de ses notes et à les apporter le lendemain ; • Poser des questions ; • Discuter, argumenter.
Organisation	• Structurer les connaissances sous forme hiérarchique (catégories, sous-catégories).	• Demander : Comment classes-tu le choc hypovolémique par rapport aux autres chocs ? À quoi associes-tu le choc ? Au problème circulatoire, cardiaque ? • Aider à classer, à hiérarchiser dans un réseau de concepts, les données particulières d'un problème.
Transfert	• Recourir à des connaissances ou expériences antérieures au moment d'un changement de contexte pour apprendre.	• Demander : Quelles sont les autres expériences cliniques où tu as vu ce problème ? • Quelles étaient les similitudes, les différences ?

à sa tâche ou à sa perception d'elle-même comme apprenante. Notons que la recherche de Romainville (1993) portant sur l'explicitation des connaissances métacognitives
de 35 étudiants universitaires confirme une certaine relation entre l'explicitation métacognitive et la performance. De plus, la responsabilité professionnelle impose une capacité réflexive, puisque l'infirmière en exercice devra juger de la qualité de ses propres interventions. Par conséquent, la préceptrice a le devoir d'accompagner l'étudiante pendant toute la durée du stage et de stimuler sa capacité d'introspection en lui posant des questions, en exigeant d'elle des réflexions écrites dans un journal ou un portfolio.

TABLEAU 6.3 Des exemples de soutien aux stratégies métacognitives

Stratégies spécifiques	Opérationnalisation des stratégies	Exemples d'actions posées par la préceptrice pour soutenir l'utilisation des stratégies
Autoévaluation	• Juger de l'efficacité et de la qualité de ses activités cognitives.	• Demander : Quelle évaluation fais-tu de tes connaissances ? De ton organisation ? De tes habiletés techniques ? (Efficacité, qualité) ; • Interroger : Quels liens fais-tu entre les stratégies que tu utilises et leur impact sur tes compétences ? • Orienter : Quels sont les moyens dont tu disposes pour évaluer ton travail d'infirmière ?
Autorégulation	• Modifier ou maintenir ses activités cognitives.	• Demander : Quels sont tes points forts et tes éléments à améliorer ? • Orienter : Comment vas-tu procéder pour maintenir certaines stratégies et pour en améliorer certaines autres ?
Autocontrôle	• Évaluer un changement de stratégies ou anticiper des solutions possibles.	• Demander : Quels sont les moyens que tu vas utiliser pour observer une amélioration à la suite d'un changement de stratégies ? (Aider l'étudiante à trouver des indices réalistes, atteignables).

6.5.3 Les stratégies affectives

L'étudiante utilise des stratégies affectives présentées au tableau 6.4, soit la gestion des émotions ainsi que le maintien de l'intérêt et de la motivation. Cette catégorie traite du contrôle que l'étudiante exerce sur les émotions qui influent sur l'apprentissage. McCarthy et Schmeck (1988) rapportent une étude réalisée

TABLEAU 6.4 Des exemples de soutien aux stratégies affectives

Stratégies spécifiques	Opérationnalisation des stratégies	Exemples d'actions posées par la préceptrice pour soutenir l'utilisation des stratégies
Gestion des émotions	• Énoncer une action pour gérer ses émotions.	• Demander : Comment faire pour que cette émotion ne t'empêche pas d'exercer ton rôle professionnel ? • Interroger : Comment faire pour que cette émotion ne t'empêche pas de t'améliorer sur le plan professionnel ?
Maintien de l'intérêt et de la motivation	• Énoncer un affect relatif à la motivation ainsi que des moyens pour le maintenir.	• Trouver des occasions permettant à l'étudiante de s'investir affectivement. • Clarifier et approfondir le projet de formation.

en 1977 par Dean sur 48 préadolescents et préadolescentes et concluent que les sujets ayant une haute estime d'eux-mêmes utilisent davantage de stratégies cognitives sophistiquées et sont plus performants dans la restitution des connaissances que les étudiants ayant une faible estime d'eux-mêmes. Également, une étude réalisée en 1984 par Schmeck et Meir auprès de 199 collégiens rapporte que les étudiants qui utilisent des stratégies d'élaboration ont une plus haute estime d'eux-mêmes que les étudiants qui n'utilisent pas ce type de stratégies. De fait, la préceptrice devrait porter une attention particulière à l'aspect affectif dans ses interactions avec l'étudiante en s'assurant que celle-ci prend en charge la gestion de ses émotions.

Peu importe le modèle d'interventions que la préceptrice utilise (modèle humaniste, cognitivo-comportemental, etc.), cette dernière doit supporter l'étudiante dans les émotions générées par les situations cliniques ou par sa relation avec elle. Qu'elles prennent la forme de peine, de retour de traumatismes antérieurs, de colère, d'agressivité envers un certain type de clients, de difficulté à accepter la critique, de dénigrement de soi, les émotions doivent être gérées. L'étudiante doit être en mesure d'y faire face pour mieux les comprendre et s'en distancer : elle maintiendra alors une situation professionnelle empreinte d'éthique. La préceptrice doit soutenir l'étudiante dans sa démarche, l'aider à maîtriser ses sentiments afin qu'elle adopte un point de vue réaliste sur elle-même. Nous invitons la préceptrice à réaliser le même exercice. Les étudiantes racontent, à l'occasion, comment leur préceptrice est apparue dénigrante, irrespectueuse et méprisante à leur égard. Nous savons aussi que certaines étudiantes sont sensibles à la critique et deviennent complètement abattues pour des banalités. Dans un domaine aussi complexe que celui des émotions, il serait vain de vouloir prescrire des conduites univoques. Simplement, rappelons que la préceptrice a un rôle à jouer pour aider l'étudiante à gérer sainement ses émotions.

Enfin, l'approfondissement de l'engagement et le développement de l'identité professionnelle doivent soutenir la motivation et l'intérêt de l'étudiante. Devenir infirmière nécessite un investissement de temps dans le processus de soins, de la compassion et de la rigueur scientifique. La préceptrice peut amener l'étudiante à clarifier et approfondir son projet de formation.

6.5.4 Les stratégies de gestion

Finalement, le tableau 6.5 expose les actions qui peuvent être posées par la préceptrice quant aux stratégies de gestion : soutenir l'organisation du temps et de l'environnement ainsi que favoriser le recours à des ressources humaines et matérielles.

TABLEAU 6.5 Des exemples de soutien aux stratégies de gestion

Stratégies spécifiques	Opérationnalisation des stratégies	Exemples d'actions posées par la préceptrice pour soutenir l'utilisation des stratégies
Organisation du temps	• Énoncer des éléments relatifs à la temporalité (planification du temps, priorité).	• Interroger : Quel est ton plan pour la journée ? Sais-tu à quel moment tu auras à remplacer le soluté ? À faire le pansement, le premier lever, etc. ? • Demander : Quelles sont tes priorités à 10 h ? à 11 h ? etc.
Organisation de l'environnement	• Énoncer des éléments relatifs aux caractéristiques physiques du milieu de travail (installation du matériel, de la chambre).	• Interroger : Est-ce que tu as tout le matériel nécessaire ? As-tu prévu un peu plus, si jamais tu ne respectes pas les principes d'asepsie ? • Demander : Es-tu installée de manière à être à l'aise ?
Utilisation des ressources matérielles	• Énoncer des éléments relatifs à la disponibilité du matériel (consultation des ouvrages de référence).	• Demander : Peux-tu trouver cette information dans des livres de référence ? • Orienter : As-tu consulté les livres de référence au poste des infirmières ? Tes notes de cours ? Tes livres personnels ? Des articles scientifiques ?
Utilisation des ressources humaines	• Énoncer des éléments relatifs au recours aux personnes-clés pour apprendre.	• Interroger : Peux-tu trouver autrement cette information ? • Diriger : Qui pourrait te donner cette information dans l'équipe interdisciplinaire et multidisciplinaire ?

CONCLUSION

L'étudiante constitue la principale actrice de son propre apprentissage. Cet apprentissage, qui commence en classe et en laboratoire, se poursuit, s'approfondit et s'intègre lorsque l'étudiante doit faire face à des situations cliniques réelles, sous la supervision attentive d'une préceptrice. C'est en stage que l'étudiante acquiert des compétences et développe son identité professionnelle en agissant de façon responsable et en favorisant son autonomie.

Nous avons argumenté, tout au long de ce chapitre, sur le fait que l'étudiante-infirmière doit être active tout au long de son apprentissage, car c'est elle qui doit apprendre, et non la préceptrice. Fortes de cette conviction, nous avons cherché à mieux comprendre comment s'effectue l'apprentissage en profondeur pour proposer aux préceptrices des pistes d'interventions qui peuvent supporter et accompagner l'étudiante. Ces pistes, incomplètes et fragmentaires, portent en elles un projet de responsabilisation de l'étudiante quant à son apprentissage, puisque aucune d'entre elles ne suggère d'enseignement. Ces indications proposent plutôt des questionnements à l'étudiante, pour l'amener à chercher et à découvrir des informations, à devenir compétente. L'annexe 6.1 reprend ces questionnements qui peuvent aider les préceptrices à préparer les stages qu'elles superviseront.

ANNEXE 6.1

Le soutien aux stratégies d'apprentissage des étudiantes au cours des stages

Stratégies d'apprentissage	Exemples d'actions posées par la préceptrice pour soutenir l'utilisation des stratégies
Cognitives	– Suggérer à l'étudiante de prendre des notes, de souligner, de dire à voix haute, d'utiliser des trucs mnémotechniques (chanter, faire des associations, etc.) ; – Faire dire les connaissances ; – Susciter l'écoute des autres ; – Demander : Que sais-tu de… à partir des cours que tu as suivis, de ce que tu as lu, de ton expérience ? – Inciter à faire des recherches à la maison à partir de ses notes et à les apporter le lendemain ; – Poser des questions ; – Discuter, argumenter ; – Demander : Comment classes-tu le choc hypovolémique par rapport aux autres chocs ? À quoi associes-tu le choc ? Au problème circulatoire, cardiaque ? – Aider à classer, à hiérarchiser dans un réseau de concepts, les données particulières d'un problème ; – Demander : Quelles sont les autres expériences cliniques où tu as vu ce problème ? Quelles étaient les similitudes, les différences ?
Métacognitives	– Demander : Quelle évaluation fais-tu de tes connaissances ? De ton organisation ? De tes habiletés techniques ? (Efficacité, qualité) ; – Interroger : Quels liens fais-tu entre les stratégies que tu utilises et leur impact sur tes compétences ? – Orienter : Quels sont les moyens dont tu disposes pour évaluer ton travail d'infirmière ? – Demander : Quels sont tes points forts et tes éléments à améliorer ? – Orienter : Comment vas-tu procéder pour maintenir certaines stratégies et pour en améliorer certaines autres ? – Demander : Quels sont les moyens que tu vas utiliser pour observer une amélioration à la suite d'un changement de stratégies ? (Aider l'étudiante à trouver des indices réalistes, atteignables).

ANNEXE 6.1 *(suite)*

Le soutien aux stratégies d'apprentissage
des étudiantes au cours des stages

Stratégies d'apprentissage	Exemples d'actions posées par la préceptrice pour soutenir l'utilisation des stratégies
Affectives	– Demander : Comment faire pour que cette émotion ne t'empêche pas d'exercer ton rôle professionnel ? – Interroger : Comment faire pour que cette émotion ne t'empêche pas de t'améliorer au plan professionnel ? – Trouver des occasions permettant à l'étudiante de s'investir affectivement ; – Clarifier et approfondir le projet de formation.
De gestion	– Interroger : Quel est ton plan pour la journée ? Sais-tu à quel moment tu auras à remplacer le soluté ? À faire le pansement, le premier lever, etc. ? – Demander : Quelles sont tes priorités à 10 h ? à 11 h ? etc. – Interroger : Est-ce que tu as tout le matériel nécessaire ? As-tu prévu un peu plus si jamais tu ne respectes pas les principes d'asepsie ? – Demander : Es-tu installée de manière à être à l'aise ? – Demander : Peux-tu trouver cette information dans des livres de référence ? – Orienter : As-tu consulté les livres de référence au poste des infirmières ? Tes notes de cours ? Tes livres personnels ? Des articles scientifiques ? – Interroger : Peux-tu trouver autrement cette information ? – Diriger : Qui pourrait te donner cette information dans l'équipe interdisciplinaire et multidisciplinaire ?

RÉFÉRENCES

Aupetit, J., Dubois, P., Harrault, D. et Kozlowski, J. (2002). «L'autonomie de l'étudiant infirmier dans la formation». *Soins Cadres*, France : Masson, vol. 44, p. 73-74.

Biggs, J. (1988). «Approaches to learning and to essay writing». Dans *Learning strategies and learning styles*, R. R. Schmeck (dir.). New York : Plenum Press, p. 185-229.

Blanchère, M. (2005). «De la confiance dans la relation pédagogique». *Soins Cadres*, France : Masson, vol. 56, p. 74-75.

Boulet, A., Savoie-Zajc, L. et Chevrier, J. (1996). *Les stratégies d'apprentissage à l'université*. Sainte-Foy : Presses de l'Université du Québec, 201 p.

Cartier, S. (1997). «Lire pour apprendre : Description des stratégies utilisées par des étudiants en médecine dans un curriculum d'apprentissage par problèmes». Thèse de doctorat non publiée, Montréal : Université de Montréal, 230 p.

Entwistle, N. (1988). «Motivational factors in students' approaches to learning». Dans *Learning strategies and learning styles*, R. R. Schmeck (dir.). New York : Plenum Press, p. 21-54.

Frenay, M., Noël, B., Parmentier, P. et Romainville, M. (1998). *L'étudiant-apprenant : Grilles de lecture pour l'enseignant universitaire*. Paris : De Boeck et Larcier, 184 p.

Gagné, E. D. (1985). *The cognitive psychology of school learning*. Boston, Toronto : Little, Brown and Company, 512 p.

Gouvernement du Canada, Secrétariat du Conseil du Trésor. (2001). *Guide d'élaboration des cadres de gestion et de responsabilisation axés sur les résultats*. Canada, août, Annexe A.

Lapointe, J. (2001). «La supervision des étudiantes en stage de formation ou des infirmières en période d'orientation». *L'infirmière du Québec*, vol. 8, n° 4, p. 45- 47.

Larue, C. (2005). «Les stratégies d'apprentissage des étudiantes dans un cours de soins infirmiers utilisant l'apprentissage par problème». Thèse de doctorat, Montréal : Université de Montréal, 203 p.

Manson-Clot, M., Pahud, P., Müller, R., Dederding, B. et Héliot, C. (2005). «L'infirmière de référence : Positionnements sur la pratique d'encadrement». *Recherche en soins infirmiers*, vol. 81, p. 28-55.

McCarthy, P. et Schmeck, R. (1988). «Students' self-concepts and the quality of learning in public schools and universities». Dans *Learning strategies and learning styles*, R. R. Schmeck (dir.). New York : Plenum Press.

Ramsden, P. (1988). «Context and strategy : Situational influences on learning». Dans *Learning strategies and learning styles*, R. R. Schmeck (dir.). New York : Plenum Press, p. 159-184.

Romainville, M. (1993). *Savoir parler de ses méthodes : Métacognition et performance à l'Université*. Belgique : Université De Boeck, 136 p.

Romano, G. (1991). «Étudier… en surface ou en profondeur?». *Pédagogie collégiale*, vol. 5, n° 2, p. 6-11.

Schmeck, R. R. et Meier, S. T. (1984). «Self-reference as a learning strategy and a learning style». *Human Learning*, vol. 13, p. 9-17.

Chapitre 7

Le jugement clinique en stage et en supervision

Lyne Fecteau

INTRODUCTION

Au cours de sa formation, l'étudiante participe à divers stages lui permettant de parfaire ses compétences en milieu clinique. La professeure et la préceptrice doivent se préoccuper, entre autres, de développer le jugement clinique chez l'étudiante infirmière. Aussi, la supervision de stage joue un rôle important dans le développement du jugement clinique et exige l'utilisation de nombreuses stratégies afin de transmettre à la stagiaire les savoirs les plus pertinents et la façon d'apprendre en fonction des éléments d'une situation de soins.

L'habileté à résoudre des problèmes combinée à l'apprentissage de la démarche de soins infirmiers, appelée aussi la « démarche systématique » ou la « démarche clinique », constituent un premier point d'ancrage nécessaire à l'amélioration du jugement clinique. Ce processus intellectuel permet d'évaluer la situation et d'émettre une opinion professionnelle sur la situation d'un client. Aussi, les valeurs professionnelles et les connaissances scientifiques sont essentielles au jugement clinique et guident la réflexion. Mais l'enseignement de ce processus demeure un défi et exige de la part de la préceptrice beaucoup d'habiletés pédagogiques et de compétences disciplinaires.

7.1 LE JUGEMENT CLINIQUE

La compétence infirmière exige l'assemblage de connaissances théoriques solides et indispensables à la pratique. Toutefois, afin d'établir des liens organisés qui guideront la réflexion clinique et favoriseront la progression des savoir-faire, donc des connaissances pratiques, les savoirs théoriques doivent être riches et organisés en fonction de situations réelles et d'expériences vécues. L'organisation de ces connaissances mène vers un raisonnement clinique de qualité et, ainsi, vers la compétence.

La démarche de résolution de problèmes, la démarche de soins infirmiers, le diagnostic infirmier, le jugement clinique (volets diagnostique et thérapeutique) et la pensée critique sont tous issus d'un cheminement intellectuel rigoureux. Toutes ces démarches permettent de résoudre un problème, d'apporter des solutions et de prendre des décisions adaptées et pertinentes à la situation clinique du client.

Les chercheurs en pratique clinique étudient beaucoup cette démarche de résolution de problèmes afin de déterminer la façon de développer la pensée critique, le raisonnement clinique et les étapes conduisant au jugement clinique. Ainsi, afin de faire les choix les plus appropriés et de prendre des décisions efficaces, la prise de décision exige une démarche de résolution de problèmes inhérente à la pensée critique.

Dans la majorité des écrits récents, le jugement est associé à la prise de décision (JDM : *judgment and decision-making*). Ainsi, un débat entoure la définition et la construction du JDM, car les théories et les philosophies sont nombreuses, controversées et souvent associées au raisonnement clinique et à la pensée critique. Plusieurs auteurs tentent de décrire les étapes de raisonnement pour arriver au jugement clinique, mais ces descriptions varient considérablement selon les disciplines et ne semblent pas converger vers une définition universelle (Shaban, 2005).

7.2 LE PROCESSUS DE RÉSOLUTION DE PROBLÈMES, OU LA DÉMARCHE SYSTÉMATIQUE

Le processus de résolution de problèmes, ou la démarche systématique, consiste d'abord à évaluer la situation afin d'avoir une vue d'ensemble aussi réaliste que possible. Le processus commence par la collecte de données, se poursuit par l'élagage des données et par la réflexion, et aboutit à l'analyse. La réflexion permet à l'étudiante d'établir des liens, de se questionner et de valider ses interprétations de la cause du problème et du problème lui-même, tout en choisissant l'intervention la plus pertinente à la situation. Elle juge ainsi une situation et émet une opinion professionnelle dans le but de planifier et d'exécuter les interventions appropriées selon la condition du client. Le processus de résolution de problèmes permet donc essentiellement de percevoir les enjeux d'une situation, d'analyser les possibilités d'action et d'agir (Lefebvre et Dupuis, 1993).

La démarche systématique permet d'apprécier la situation de façon organisée et méthodique et demeure le point de départ pour améliorer la rigueur de la pensée de l'étudiante. Le processus peut sembler au départ rigide et peu attrayant pour l'étudiante, mais l'entraînement améliore la souplesse et permet d'acquérir graduellement un processus de réflexion et une structure mentale solide indispensable à l'exercice infirmier.

7.3 LE RAISONNEMENT ET LA PENSÉE CRITIQUE

Le raisonnement et la pensée critique nuancent cette démarche clinique et améliorent l'analyse, donc la réflexion. Un questionnement en profondeur apporte des conclusions valables et permet de clarifier une situation complexe (Scriven et Paul, 2003).

Ainsi, la pensée critique joue un rôle essentiel dans l'exercice infirmier en permettant à l'infirmière de structurer ses actions en fonction de sa réflexion afin de résoudre des problèmes et de prendre des décisions adéquates et efficaces. Les connaissances demeurent les assises de la pensée critique que l'expérience raffine au fur et à mesure que les habiletés pratiques se développent sur le terrain. En effet, au cœur de la pratique, des comportements tels que le questionnement, l'ouverture, l'initiative et la curiosité favorisent la pensée critique et améliorent le jugement clinique. Certaines dispositions ou attitudes sont donc essentielles et favorisent ce processus de pensée articulée.

Quelques auteurs (Kataoka-Yahiro et Saylor, 1994 ; Kozier *et al.*, 2005 ; Paul et Elder, 1999 ; Potter et Perry, 2002) dégagent plusieurs éléments associés aux connaissances, aux expériences, aux compétences, aux attitudes et même certaines normes décrites comme des composantes de la pensée critique. Ces éléments sont nombreux, diffèrent d'un auteur à l'autre, mais s'apparentent à des attitudes d'ouverture, d'initiative, de curiosité et de créativité, et à des qualités intellectuelles de précision, de logique, d'exactitude et de profondeur. La majorité des auteurs s'entendent pour dire que la base de cet esprit critique demeure le processus de réflexion et les capacités de raisonnement. La pensée critique réfère donc au fait de réfléchir à une situation clinique, de revenir sur les événements et de revoir les différentes façons d'aborder une situation dans le but de déterminer ce qui en a influencé le déroulement et la prise de décision. Cette étape permet d'établir des liens, de justifier des actions, de penser avec rigueur et de considérer d'autres solutions.

Par ailleurs, le retour sur des expériences particulières vécues sur le terrain permet à l'infirmière de revoir ses observations d'une situation, d'analyser sa façon d'intervenir, d'établir des liens entre la condition d'un client et son histoire de santé et, surtout, de reconnaître les indicateurs importants d'une situation de soins. Mais, malheureusement, cette étape importante, qui favorise le développement de la pensée critique, est souvent négligée au détriment de l'apprentissage des technologies de pointe. Certes, ces apprentissages sont nécessaires, mais la plupart d'entre eux peuvent être appris et simulés en laboratoire, ce qui permet d'acquérir une certaine habileté. Ainsi, lorsque l'étudiante se trouve en stage, elle possède déjà une connaissance des appareils et des procédures et peut alors établir un contact avec les clients. L'étudiante doit absolument profiter des situations réelles de soins pour réfléchir à ses actions, se questionner et repérer les éléments significatifs d'une situation clinique afin d'anticiper et de prioriser certains aspects.

Dans la réalité, ce processus n'est pas toujours facile et demande beaucoup de planification et d'organisation de la part de l'étudiante et de la préceptrice : l'étudiante peut-elle réfléchir sur sa pratique, sur la situation de soins, et même sur la condition d'un client quand, en entrant dans la chambre de celui-ci, elle est déjà débordée par ses tâches quotidiennes ? Pour pouvoir prioriser certains aspects, l'infirmière doit avoir vécu l'expérience quotidienne des activités d'un département, avec des clients précis. Elle doit posséder un minimum de pratique auprès de clients afin de consolider ses apprentissages et ainsi d'avoir la possibilité de réfléchir et de raisonner sur sa pratique.

Tout comme l'intégration de la démarche systématique à la pratique, le développement de la pensée critique se fait graduellement au cours des apprentissages cliniques. Trois niveaux de pensée critique sont associés à l'évolution des apprentissages et aux expériences cliniques vécues en stage : le niveau élémentaire, le niveau de la complexité et le niveau de la responsabilité. La difficulté de ces niveaux augmente en fonction des composantes de la pensée critique, soit des connaissances, de l'expérience et des compétences acquises en cours d'exercice.

Cette capacité de raisonner et de réfléchir de façon articulée et avec rigueur demande de la part de l'étudiante de l'ouverture, de l'intérêt à apprendre et beaucoup de créativité de la part du superviseur en milieu clinique. Chacun doit être conscient et surtout convaincu de l'importance de travailler sur ce processus dès le début des apprentissages en soins infirmiers. Il faut déterminer les ancrages en fonction des compétences à développer, lier les étapes de la démarche avec le processus de pensée critique, et cerner les éléments significatifs des situations cliniques les plus fréquemment rencontrées. Aller au-delà de l'organisation quotidienne des soins (Potter et Perry, 2002, p. 244).

Ainsi, la pensée critique exige de l'ouverture d'esprit, de la curiosité et de la rigueur. Elle se forme à travers l'application de la démarche systématique et du processus de résolution de problèmes. Elle permet aussi d'accroître la réflexion et le raisonnement clinique dans le but de porter des jugements valables. Par ailleurs, le stage supervisé en milieu clinique est au cœur de ce processus et permet de parfaire ces habiletés où l'action entraîne la réflexion.

Afin d'avoir une vue d'ensemble de tous ces éléments, nous avons tenté d'élaborer un schéma adapté de différents auteurs (*voir la figure 7.1*).

7.4 LE STAGE EN MILIEU CLINIQUE

En sciences infirmières, la formation pratique est considérable et l'expérience en milieu clinique acquise par les stages est fondamentale. L'expérience dans le milieu permet d'établir des liens entre la théorie et la pratique et d'acquérir les connaissances pratiques, les habiletés et les attitudes nécessaires à l'exercice de la profession. L'expérience clinique est un gage de modélisation et l'expertise se développe lorsque l'étudiante-infirmière fait face à des situations de soins réelles. L'expérience est donc nécessaire à l'expertise (Benner, 1995).

Or, un stage n'est pas seulement une initiation à la profession ou à un nouveau milieu, c'est aussi une période de formation pratique qui doit correspondre aux orientations d'un programme d'études et qui doit aussi répondre aux exigences de l'Ordre des infirmières et infirmiers du Québec (d'où l'importance de bien

FIGURE 7.1 Le processus de résolution de problèmes

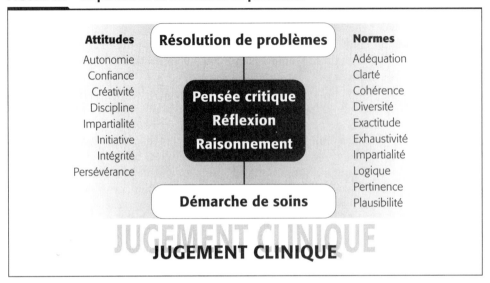

connaître le programme et les objectifs des stages). Plusieurs facteurs doivent donc être considérés, par exemple, le cheminement pédagogique, les champs d'intérêt des étudiantes, les orientations professionnelles de ces dernières, les expériences acquises antérieurement et les objectifs des stages. Un stage clinique a pour but d'intégrer la théorie à la pratique dans un contexte organisationnel afin que la stagiaire acquière la capacité d'intervenir dans le milieu infirmier. Cette pratique encadrée permet à l'étudiante de se connaître dans l'action en tant qu'individu qui possède des limites et des forces et en tant que professionnelle dont l'intervention entraîne des effets (Villeneuve, 1994).

L'organisation et la planification du stage en fonction des objectifs et des exigences du milieu clinique ne sont pas une mince tâche. La préparation de l'étudiante et de la préceptrice doit être prise en compte, en plus de l'assurance d'avoir une bonne connaissance du milieu, du type de clients et des problèmes les plus fréquemment rencontrés dans ce milieu.

Chaque expérience clinique devient une source d'apprentissage importante et doit être abordée sous différents aspects. Que la situation soit la plus simple ou la plus complexe, les éléments clés pour les apprentissages sont toujours nombreux. L'étudiante apprend beaucoup dans le feu de l'action. Le simple fait de se trouver en stage et d'entrer en contact avec le milieu clinique permet déjà d'apprendre quelque chose, mais encore faut-il que le milieu soit propice à cet apprentissage. Alors, afin que ces apprentissages deviennent significatifs, des conditions s'imposent. En effet, chaque journée de stage doit être structurée et chaque situation de soins doit être adaptée aux apprentissages que l'étudiante doit acquérir. La préceptrice doit se poser les questions suivantes : « À l'issue d'une journée de stage, qu'est-ce que je veux que la stagiaire apprenne, assimile ou pratique pour améliorer ses compétences ? Quel choix de client dois-je faire pour améliorer sa réflexion clinique ou ses habiletés d'enseignement ou même ses habiletés techniques ou de communication ? »

Voici trois situations tirées de Benner (1995) qui reflètent le quotidien clinique et qui permettent de reconnaître des niveaux d'apprentissage différents. D'abord, pour aider la débutante, la préceptrice peut décrire une situation sous l'angle d'éléments objectifs, tels que le poids, les signes vitaux, les ingérés et excrétés, etc., qui sont des données mesurables permettant de connaître la condition d'un client sans que l'expérience ne soit nécessaire. Ce soutien permet de diriger les actions et les observations de l'étudiante pour que les rôles puissent s'inverser plus tard, et que ce soit alors l'étudiante qui détermine ces données.

Par exemple, pour déterminer l'équilibre hydrique : vérifier le poids chaque matin, l'apport hydrique et la diurèse pendant trois jours. Un apport hydrique constamment supérieur à la diurèse et une augmentation de poids pourraient signifier une rétention d'eau et devoir restreindre les liquides et déterminer la cause de ce déséquilibre (Benner, 1995, p. 23).

Parfois, la préceptrice doit donner à l'étudiante des principes, des règles et des indicateurs afin de piloter ses actions. Elle doit même, dans certains cas, fournir des explications très détaillées concernant la marche à suivre :

« Lorsque vous entrez et voyez le bébé pour la première fois, prenez ses signes vitaux et faites un examen physique. Vérifier les points d'injection des perfusions [...] les moniteurs, les alarmes, et assurez-vous qu'ils fonctionnent, etc. C'est exactement ce qu'elles font point par point, car elles sont incapables de faire le tri, d'aller d'un bébé à l'autre en faisant les choses les plus importantes et en remettant le reste à plus tard. Si je dis "faites ces huit choses", elles le font sans se préoccuper que l'autre bébé crie à en perdre le souffle ! » (Benner, 1995, p. 26).

Dans cette situation de soins, trop nouvelle, la débutante ne peut saisir qu'un aspect de la situation. Elle doit d'abord se concentrer sur les étapes et sur les règles à suivre ; elle est incapable de juger de l'importance relative des différents aspects de la situation. Dans certaines autres circonstances, un peu plus complexes, la débutante ne fait que réagir :

« J'avais quatre patients. L'un devait apprendre à s'occuper de sa colostomie et les autres avaient besoin de beaucoup d'autres choses. J'étais prise par toutes sortes de choses. La perfusion de l'un s'était arrêtée et j'avais dû y remédier. J'avais oublié de donner des médicaments, si bien qu'il avait fallu que je me dépêche à les distribuer. Puis, quelqu'un a commencé à avoir des nausées et j'ai essayé de le réconforter, puisqu'il se sentait mal. Et, enfin, la poche de colostomie s'est décollée et j'ai voulu apprendre au patient comment y remédier. Tout d'un coup, je me suis rendu compte que la matinée était passée et que personne n'était lavé. [...] Dès que j'entrais dans la chambre, j'étais débordée par leurs plaintes sans idées précises sur la manière dont j'allais m'organiser. À présent, je sais [...] où en sont mes perfusions, les médicaments que j'ai à donner, je passe dire "bonjour" et vérifier perfusions et pansements tout en sachant que leur perfusion coule bien, que leur diurèse est normale, qu'ils ne vont pas se vider de leur sang. Tout est programmé et je m'arrange avec eux pour savoir ce qu'ils veulent faire. » (Benner, 1995, p. 27).

Progressivement, le monde clinique devient de plus en plus organisé et structuré, permettant le passage à une autre étape. Avec l'expérience, l'étudiante peut davantage prioriser certains aspects, y réfléchir et voir les situations des clients comme un tout plutôt que comme une liste de tâches à exécuter. De plus, l'évolution des apprentissages en milieu clinique est difficile à exprimer.

La description de ces situations permet donc de constater le changement de niveau qui peut s'effectuer d'une journée de stage à l'autre. La préceptrice doit donc soumettre à l'étudiante une grande variété de situations cliniques ayant un même niveau de difficulté et l'encourager à demeurer au même endroit assez longtemps pour avoir la chance de progresser vers un niveau qui donne un peu d'aisance pour penser et raisonner. Donc, l'étudiante aura de la disponibilité mentale pour réfléchir à la condition du client et pourra mieux comprendre la situation afin de se questionner pour améliorer sa réflexion, son raisonnement et, ainsi, sa pensée critique.

Ainsi, la souplesse et l'ouverture sont indispensables, mais la mise en place du contexte est primordiale pour un apprentissage structuré en fonction des besoins de chaque étudiante. Naturellement, aucune infirmière n'a vécu les mêmes expériences et chacune évolue différemment, même en milieu clinique.

7.5 LA SUPERVISION

La supervision d'un stage clinique représente un processus continu et intégré à la réalité du travail. Elle exige des compétences diversifiées de la part de la préceptrice tant sur les plans relationnel, disciplinaire que pédagogique. La personne qui encadre les stages doit être à la fois une infirmière chevronnée, une bonne gestionnaire et une enseignante actualisée et stratégique. De plus, elle doit offrir son support à l'étudiante, être tolérante envers elle, combler les écarts existants entre les capacités de la stagiaire et les exigences de la tâche, protéger le client et respecter une approche éthique et conforme aux normes de qualité de soins.

L'Association des infirmières et infirmiers du Canada (2004) a dressé une liste de compétences que devrait posséder une préceptrice en milieu clinique. Peu importe le type d'encadrement clinique exercé par une professeure, par une préceptrice ou par toute autre personne, cette liste permet de déterminer les habiletés que doit posséder la personne qui encadre une novice en exercice, qu'elle soit étudiante ou infirmière. Ces compétences se divisent en quatre catégories : la collaboration, les qualités personnelles, la facilitation de l'apprentissage et la connaissance du milieu. Ces éléments constituent une base de qualités tant personnelles que professionnelles et sont associés aux différentes façons de faciliter l'apprentissage en milieu clinique dans un environnement positif.

À travers toutes ces responsabilités s'installe quelquefois une confusion par rapport aux rôles et aux fonctions de la supervision de stage. Villeneuve (1994) dégage trois fonctions de la supervision qui permettent de résumer et de bien reconnaître ce rôle : les fonctions administrative, d'enseignement et de soutien. D'abord, la fonction administrative réfère aux tâches de planification, d'organisation et de coordination. Ensuite, la fonction d'enseignement, d'ordre pédagogique, permet l'acquisition des différents savoirs (les connaissances, les habiletés, les attitudes et les valeurs) dans l'action et vise la compréhension des actes professionnels. De plus, elle doit permettre à l'étudiante de se connaître comme intervenante et de stimuler sa curiosité et sa recherche. Quant à la fonction de soutien, elle vise principalement à appuyer la stagiaire dans son intervention. Elle doit favoriser le bien-être et la transparence nécessaires à l'acquisition des apprentissages dans un contexte de tolérance permettant l'expression de soi. Ainsi, ces fonctions constituent une représentation globale des activités et responsabilités de la préceptrice. Elles permettent de dégager les habiletés requises et guident la préparation du stage.

Le soutien de la préceptrice revêt donc une importance particulière et le milieu clinique représente un lieu de stage privilégié qui permet le transfert des savoirs et des apprentissages. La sélection et l'utilisation d'outils et de stratégies sont essentielles pour apprendre des notions, penser à différents aspects de la pratique infirmière et résoudre un problème. La liste du tableau 7.1, à la page suivante, élaborée par Villeneuve (1994), pourra guider la préceptrice dans ses choix d'activités pédagogiques et cliniques.

Quant à l'évaluation de stage, elle est en général de types formatif et sommatif. Les établissements exigent l'évaluation sommative, car elle possède des critères particuliers aux milieux et aux politiques d'évaluation. Cependant, la richesse de l'évaluation formative n'est plus à prouver et vise à donner à l'étudiante l'heure juste sur ses difficultés. La stagiaire pourra donc faire les ajustements nécessaires et orienter ses apprentissages. Elle peut aussi s'évaluer et partager ses perceptions avec la préceptrice. Toutefois, l'autoévaluation exige des efforts et du temps, mais permet d'avoir une vision plus juste de sa compétence. La représentation personnelle de la stagiaire influence la justesse de son évaluation et la préceptrice doit l'aider à distinguer la perception de soi théorique (cognitif) de la perception de soi non théorique (croyances et valeurs). Cette distinction permet de définir les apprentissages à faire dans différents contextes et de favoriser une prise de conscience de sa propre valeur (Villeneuve, 1994).

Une bonne connaissance du processus et des limites de l'évaluation est indispensable afin d'instaurer un climat de confiance et de diminuer l'anxiété liée à l'évaluation. Les périodes d'évaluation bien structurées conduites dans un climat de confiance et de confidentialité sont, en général, très constructives. Le bilan du stage permet ainsi de présenter des recommandations et de planifier les apprentissages futurs dans une relation de collaboration plutôt que de surveillance.

TABLEAU 7.1 La sélection des stratégies et des outils selon les savoirs

Stratégies	Outils
Savoirs (connaissances)	
Communiquer Documenter Échanger Exposer Illustrer Informer Interroger Questionner Rappeler Répondre	Activité d'apprentissage Analogie Atelier Comparaison Discussion Documentation Étude de cas Exemple Exposé Inventaire Lecture Questionnaire Résumé Schéma Synthèse
Savoir-faire (habiletés)	
Analyser Évaluer Expérimenter Explorer Observer Outiller Renforcer	Activité d'intégration Enregistrement audiovisuel Grille d'analyse Grille d'évaluation Grille d'observation Inventaire Observation en direct Rétroaction Simulation
Savoir-être (attitudes, valeurs)	
Commenter Éclairer Faire prendre conscience Modifier Participer Soutenir Stimuler	Échange d'idées Encadrement Jeu de rôle Journal de bord Référentiel Rétroaction

Source : Villeneuve, 1994 (p. 70-71).

CONCLUSION

L'infirmière utilise la pensée critique dans tous les milieux de pratique. Elle doit observer, analyser, interpréter et valider les éléments d'une situation toujours unique. Elle doit aussi aller au-delà du processus élémentaire de résolution de problème et évaluer en profondeur les facteurs les plus pertinents et les plus significatifs de la situation de soins d'un client. Cette compétence s'acquiert avec l'effort et la pratique et exige de bonnes connaissances professionnelles et des habiletés associées à la pensée critique. Ainsi, l'étudiante pourra consolider son jugement clinique si elle pratique ce processus cognitif dès le début de ses apprentissages en milieu de travail et si elle planifie ses activités cliniques en fonction de l'évolution de ses apprentissages. Par des expériences quotidiennes, la préceptrice doit motiver la curiosité et la créativité de la stagiaire, articuler l'ensemble des interventions autour d'une démarche et lui donner du temps pour associer la réflexion et l'action.

RÉFÉRENCES

Association des infirmières et infirmiers du Canada (2004). *Atteindre l'excellence dans l'exercice de la profession : Guide sur le préceptorat et le mentorat.* Ottawa, 80 p.

Benner, P. (1995). *De Novice à expert : Excellence en soins infirmiers.* Saint-Laurent : ERPI, 252 p.

Kataoka-Yahiro, M. et Saylor, C. (1994). « A critical thinking model for nursing judgment ». *Journal of Nursing Education*, vol. 33, n° 8, p. 351-356.

Kozier, B., Erb, G., Berman, A. et Snyder, S. (2005). *Soins infirmiers : Théorie et pratique.* Saint-Laurent : ERPI, 912 p.

Lefebvre, M. et Dupuis, A. (1993). *Le jugement clinique en soins infirmiers.* Saint-Laurent : ERPI, 240 p.

Paul, R. et Elder, L. (1999). *The miniature guide to critical thinking : Concepts and tools.* Santa Rosa : Foundation for Critical Thinking, 19 p.

Potter, P. et Perry, A. (2002). *Soins infirmiers : Théorie et pratique.* Laval : ERPI, 1606 p.

Scriven, M. et Paul, R. (2003). *Defining critical thinking.* En ligne. <www.criticalthinking.org/page.cfm?PageID=410&CategoryID=51 > (page consultée le 27 février 2007).

Shaban, R. Z. (2005). « Theories of clinical judgment and decision–making : A review of the theoretical literature ». *Journal of Emergency Primary Health Care*, vol. 3, n° 1-2, p. 45-58.

Villeneuve, L. (1994). *L'encadrement du stage supervisé.* Montréal : Éditions Saint-Martin, 200 p.

Chapitre 8

L'acquisition et l'intégration des compétences cliniques

Claire Chapados
Lyne Fecteau

INTRODUCTION

Depuis quelques années, l'approche par compétences fait partie intégrante des programmes de formation en sciences infirmières. À la suite de l'évolution des soins infirmiers et des diverses réformes qui ont modifié la formation dans cette profession, les établissements de formation tentent d'organiser la formation en soins infirmiers en vue de développer de véritables compétences professionnelles chez les étudiantes. Celles-ci doivent être capables de réflexion critique, d'intégration rapide des connaissances ainsi que du transfert de ces savoirs en milieu clinique afin de diminuer l'écart entre la formation et la pratique réelle. Le défi demeure : les exigences et les interrogations sont nombreuses en ce qui concerne le développement des compétences infirmières en milieu clinique.

Dans ce chapitre, nous tenterons d'éclaircir la notion de compétence et de proposer des pistes permettant de comprendre comment se font l'acquisition et l'intégration des compétences.

8.1 LA NOTION DE COMPÉTENCE

Prendre soin d'une personne nécessite des niveaux de qualification et des qualités humaines qui restent similaires quel que soit le champ d'activité. «La compétence est donc relative à chaque situation et ne saurait être confondue avec les seules qualifications même si ces dernières contribuent à la capacité d'être compétent» (Hesbeen, 2001, p. 14). Dans tous les secteurs, il importe de faire preuve des compétences appropriées. L'infirmière, par son cheminement personnel et professionnel, doit être capable de réagir adéquatement et efficacement à différentes situations complexes de soins puisqu'elle doit posséder les capacités particulières appelées «compétences». Comme le mentionne Le Boterf (2002a), la compétence d'un professionnel se reconnaît à sa capacité à gérer de façon efficace un ensemble de situations professionnelles en combinant et mobilisant plusieurs compétences ou ressources. La personne doit savoir quoi faire et à quel moment le faire. On s'attend de cette personne qu'elle soit capable d'agir de façon efficace dans des situations où elle ne dispose pas de toutes les informations nécessaires. Comme l'ajoute cet auteur, pour qu'une personne soit reconnue «compétente», il ne suffit pas seulement qu'elle soit capable d'exécuter une action, mais qu'elle puisse aller au-delà de ce qui est demandé.

La notion de compétence provient d'abord des milieux de travail et des entreprises, par opposition à la qualification attestée par un diplôme (Rey, 2003). L'augmentation du niveau des connaissances, la rapidité du développement technologique et la complexité des soins consécutive à l'évolution du système de santé nous ont graduellement amenés vers l'approche par compétences pour actualiser les formations et les programmes en sciences infirmières. Cette approche par compétences transfère les activités d'enseignement en activités d'apprentissage dans un contexte actif engageant l'étudiante dans son processus d'apprentissage. Le stage, considéré comme un moyen favorable pour le développement des compétences, permet de guider les actions de l'étudiante. Avant d'entreprendre un stage de formation, l'étudiante doit posséder et maîtriser différents savoirs (savoir-faire, savoir-être), en y incluant toute la nouvelle technologie. Toutefois, il est primordial d'ajouter l'expérience à cette formation (Lévy-Leboyer, 2004), puisqu'elle représente une seconde voie d'acquisition des connaissances (Le Boterf, 2002b). Les expériences sont généralement fructueuses, à condition, bien sûr, qu'elles soient bien gérées et structurées en fonction des compétences à développer. La pratique en milieu clinique améliore la qualité des activités professionnelles, mais l'expérience elle-même ne suffit pas pour construire des compétences. Les différents savoirs sont tout aussi importants. Il faut construire ces savoirs ou plutôt modeler ces savoirs à travers des situations cliniques diversifiées qui appartiennent à la réalité de la pratique professionnelle. Il est donc essentiel de mettre l'accent sur la capacité de mobiliser et de combiner ces savoirs afin de répondre efficacement à une situation toujours nouvelle ou même inattendue (Rey, 2003).

De plus, il est fondamental de maîtriser un ensemble de procédures élémentaires souvent indispensables au développement des compétences d'un programme de formation (Rey, 2003). Mais une compétence, c'est aussi la capacité personnelle de s'adapter de différentes manières à une situation nouvelle et de mobiliser ainsi ces procédures devant un problème original (Rey, 2003). On s'attend à ce qu'elle se manifeste par une initiative judicieuse de l'étudiante et qu'elle entraîne l'accomplissement efficace d'une tâche dans des situations diversifiées. Cela débouche donc sur une action et sur une tâche à accomplir, ce qui donne tout son sens à une fonction. La compétence, c'est donc un savoir-agir complexe fondé sur la mobilisation et l'utilisation de l'ensemble de ses ressources dans une situation donnée.

Pour rendre compte de la compétence, la personne doit non seulement sélectionner et mobiliser des ressources, mais doit aussi savoir les organiser. Elle peut avoir acquis des connaissances et des capacités et être capable de réussir une action, mais elle ne pourra pas être reconnue comme compétente si elle ne comprend pas le pourquoi et le comment de ses actes (Le Boterf, 2002a). Être compétent, c'est agir avec autonomie, donc pouvoir *autoréguler* ses actions, savoir compter sur ses propres ressources et en chercher d'autres, complémentaires. C'est en connaissant ses propres ressources que la professionnelle acquiert sa confiance et comprend quelles sont ses possibilités et ses limites. Être compétent, c'est non seulement être capable de faire ou d'agir, mais c'est aussi pouvoir analyser et expliquer sa façon de faire ou d'agir (Le Boterf, 2002a, p. 22).

En évolution constante, la notion de compétence apparaît au carrefour de nombreuses disciplines. Plusieurs auteurs s'interrogent sur la signification du terme sans qu'il y ait consensus sur une même définition dans la littérature. Comme le mentionne Legendre (2006), la notion de compétence est un «concept polémique et polymorphe utilisé dans différentes sphères d'activités». Lasnier (2000, p. 32) présente une définition opérationnelle du concept de compétence : «Une compétence est un savoir-agir complexe résultant de l'intégration de la mobilisation et de l'agencement d'un ensemble de capacités et d'habiletés (pouvant être d'ordre cognitif, affectif, psychomoteur ou social) et de connaissances (connaissances déclaratives) utilisées efficacement, dans des situations ayant un caractère commun.»

Pour Perrenoud (1997), une compétence n'est pas un simple savoir-faire. Elle nécessite la mobilisation d'un «agencement stratégique» des capacités. L'apprenante ne fait pas n'importe quoi, n'importe comment, mais se réfère à un modèle structuré. Lorsqu'elle n'est plus apprenante mais experte, il faut penser qu'elle sera en mesure de restructurer le processus appris de façon à mieux l'arrimer à sa propre façon de penser.

Roegiers (2000), pour sa part, considère qu'être compétent ne signifie pas seulement mobiliser ses capacités, ses connaissances, mais il insiste sur d'autres ressources comme des savoirs d'expériences, des automatismes, des raisonnements, des schèmes, etc. Voici sa définition de la compétence : «La compétence est la possibilité, pour un individu, de mobiliser de manière intériorisée un ensemble intégré de ressources en vue de résoudre une famille de situations-problèmes» (p. 65). Par exemple, une étudiante qui doit évaluer l'état de santé d'un client ne doit pas seulement en faire l'examen physique, mais doit aussi mobiliser des contenus tels que la connaissance de l'anatomie, de la physiologie, des pathologies, des sciences humaines, des techniques d'entrevue et de la façon de procéder à une histoire de santé, etc.

D'après Phaneuf (2005, p. 1), «la compétence, c'est un savoir complexe reposant sur un ensemble intégré de connaissances, d'acquis d'expérience et d'évolution personnelle, propres à un aspect donné des soins infirmiers qui, lorsqu'il est mobilisé en situation concrète, permet de faire appel à des habiletés cognitives, psychomotrices, organisationnelles et techniques, de manifester des comportements socioaffectifs adaptés. Le tout travaillant en synergie et rendant possible l'exercice infirmier à un niveau de performance compatible avec le rôle et les fonctions de l'infirmière».

Selon l'Ordre des infirmières et infirmiers du Québec (2001, p. 7), la notion de compétence professionnelle fait référence «aux connaissances, aux habiletés, aux attitudes et au jugement nécessaires à l'infirmière pour exercer sa profession, ainsi qu'à la capacité de les appliquer dans une situation clinique donnée».

Pour Jonniaux (2004), la compétence est la mise en œuvre de connaissances et de savoir-faire dans un contexte professionnel alors que les connaissances s'acquièrent non seulement par l'enseignement, mais aussi par l'expérience. Pour qu'une personne soit compétente et puisse intervenir, il faut trouver chez elle les trois facteurs suivants: savoir, pouvoir, vouloir. Elle doit combiner ses ressources dans une situation donnée en vue d'agir avec pertinence.

Les compétences ne sont pas, à proprement parler, transmissibles. Personne ne peut transmettre ses compétences, puisqu'elles sont le résultat d'une construction personnelle. Les compétences sont invisibles et ne se manifestent que lorsqu'elles sont mises en œuvre dans une activité quelconque (Le Boterf, 2002a).

8.1.1 Les niveaux de compétences

Divers auteurs ont écrit à ce sujet, mais dans les milieux de soins, le modèle le plus connu et le plus souvent utilisé est celui de Patricia Benner, qui s'est demandé comment se faisait l'acquisition de l'expertise par les infirmières. Elle s'est inspirée du modèle d'acquisition des compétences de Stuart Dreyfus et de Hubert Dreyfus pour développer un modèle adapté aux soins infirmiers. Son modèle permet de catégoriser le comportement de l'infirmière selon cinq stades menant à l'acquisition de l'expertise.

8.1.2 Les stades d'acquisition des compétences en soins infirmiers

Selon Benner, les stades d'acquisition des compétences en soins infirmiers se présentent ainsi. Le stade 1, novice, signifie l'absence d'expérience dans des situations réelles auxquelles l'infirmière risque de devoir faire face. Il faut lui donner des règles pour bien la guider dans ses tâches. Au stade 2, étant débutante, l'infirmière peut formuler certains principes qui dictent ses actions, car elle les a intégrés grâce à son expérience. Elle nécessite tout de même un encadrement dans le milieu clinique. Elle a besoin d'aide pour établir des priorités, car elle agit selon les règles qui lui ont été apprises. Les soins offerts par la débutante doivent être vérifiés par des infirmières qui ont atteint le niveau «compétent». Au stade 3, l'infirmière compétente travaille dans le même service depuis deux ou trois ans. Elle est beaucoup plus à l'aise et commence à percevoir ses actes en matière d'objectifs en se fondant sur une analyse consciente du problème. Des études confirment que plus les infirmières sont compétentes, plus l'efficacité des soins augmente (Aiken, Smith et Lake, 1994; Blegen, Goode et Reed, 1998).

L'atteinte du stade 4 signifie que l'infirmière est performante. Elle a acquis suffisamment d'expérience pour reconnaître des situations dans leur ensemble et cibler directement le problème. Elle utilise un raisonnement conscient pour prendre des décisions. Enfin, au stade 5, l'infirmière experte détient une grande expérience, comprend chaque situation de manière intuitive et appréhende directement le problème sans se perdre dans un large éventail de solutions. Elle voit de façon spontanée ce qu'elle doit faire, sans avoir à le raisonner consciemment. Elle est comme un champion d'échecs qui a intégré la connaissance dans ses gestes et ne suit plus de règles (Benner, 1995). De l'avis de cette auteure, l'acquisition de la compétence est plus ou moins rapide selon le talent naturel de chacune, son niveau de formation et la richesse ou la variété des expériences cliniques vécues au cours de sa carrière.

8.1.3 Les domaines de compétences en soins infirmiers

Le modèle de Benner (1995) décrit sept domaines de compétences en soins infirmiers :

- Les fonctions d'aide ;
- L'éducation et le guide ;
- Le diagnostic et la surveillance du malade ;
- La prise en charge efficace de situations à évolution rapide ;
- L'administration et la surveillance des protocoles thérapeutiques ;
- L'assurance et la surveillance de la qualité des soins ;
- Les compétences en matière d'organisation et de répartition des tâches.

L'OIIQ a élaboré une mosaïque des compétences cliniques de l'infirmière qui permet de définir et de représenter ces compétences à diverses étapes de son parcours professionnel. Les compétences ont été classées selon trois composantes : fonctionnelle, professionnelle et contextuelle. Cette mosaïque favorise l'intégration des connaissances et une approche pédagogique fondée sur des situations cliniques.

8.1.4 Les compétences collectives

Dans un milieu de soins, nous désirons tous être pris en charge par des gens compétents. Dans le domaine des soins infirmiers, l'expérience clinique qui s'établit au chevet du client exige du savoir et des compétences. La compétence est donc le résultat de la formation initiale et continue ainsi que de la pratique professionnelle qui prend son sens à partir d'une parole (Calon, 2002). La compétence fait toujours référence à des personnes, et il n'existe pas de compétences sans individus (Le Boterf, 2002a). Pour agir avec compétence, l'infirmière doit combiner ses propres ressources (connaissances, savoir-faire, qualités, culture, expérience, etc.) avec d'autres ressources de son environnement (avis des autres collègues, pratiques de soins, procédures, etc.). Agir avec compétence signifie aussi interagir avec les autres. Toute compétence comporte deux dimensions, individuelle et collective, indissociables. La compétence individuelle comporte toujours une dimension collective (Le Boterf, 2002a, p. 22).

« Les compétences sont des indicateurs qui permettent de créer au sein d'une équipe une émulation nécessaire à l'acte volontaire et transformant de soigner ensemble » (Fontaine, 1999, p. 60). Les compétences font référence à des normes d'exercice, des connaissances scientifiques et professionnelles, un jugement, des habiletés, des attitudes et des valeurs appropriés que nous ne remettons nullement en question et qui constituent le corps des savoirs professionnels mobilisés selon les besoins (Fontaine, 1999). Les compétences collectives dépassent la somme des compétences individuelles (Cateau, 2002). Pour pouvoir fonctionner ensemble, dans une équipe de soins, par exemple, il faut des connaissances communes et partagées avec le souci constant de travailler ensemble. L'équipe d'infirmières en place a aussi un rôle essentiel à jouer pour faciliter l'acquisition des compétences infirmières chez l'étudiante. Quand l'équipe devient compétente, elle gagne du temps et est plus performante. C'est à travers sa propre expérience confrontée à celle des autres que l'individu crée des connaissances et des savoir-faire, et ses compétences individuelles font progresser les savoirs par l'intermédiaire des autres. Le fonctionnement institutionnel est déterminant dans le fonctionnement des équipes soignantes et dans l'acquisition de compétences. L'acquisition et l'intégration des compétences aideront l'infirmière de demain à relever les innombrables défis qui l'attendent.

8.2 L'ACQUISITION ET L'INTÉGRATION DES COMPÉTENCES

Il est important de construire les compétences de la stagiaire en fonction de ce qu'on attend d'elle, plutôt que d'espérer qu'elles soient générées par le hasard de son expérience personnelle. Il faut pouvoir dire en quoi consistent ces compétences et, plus spécifiquement, quelles actions objectivement observables en deviendront les indicateurs (Rey, 2003). Comme il est souligné dans différentes définitions, les compétences résultent d'expériences maîtrisées grâce à une mobilité bien dirigée et génératrice de compétences nouvelles (Lévy-Leboyer, 2004). Il est essentiel de créer, chez la stagiaire, des conditions favorables à l'acquisition des compétences recherchées. Ce n'est plus, ici, un simple passage de savoirs du maître à l'apprenant, mais le fruit d'une expérience exploitée activement permettant à travers diverses situations structurées de donner un sens à l'activité d'apprentissage et ainsi de viser une compétence plutôt qu'un simple objectif. Il faut utiliser des stratégies mettant les étudiantes en activité et produire un désir et une volonté d'apprendre afin de favoriser l'intégration des savoirs. Le savoir n'entraîne pas toujours la compétence, mais cette dernière impose le savoir.

D'après Sauvageot (2005), la méthode pour acquérir et développer la compétence est d'amener progressivement l'étudiante, tant au sein de l'établissement de formation qu'en stage, à faire face à des situations diversifiées, de manière à stimuler et à encourager son esprit d'analyse. De plus en plus, les préceptrices privilégient l'approche par problèmes. Une démarche pédagogique est indispensable à l'apprentissage. Toute réflexion doit se nourrir de situations de terrain vécues par l'étudiante et la préceptrice, elles-mêmes soutenues par des acquis théoriques solides. L'étudiante ne peut ainsi inventer des données ou des problèmes ou proposer des solutions non réalisables. La préceptrice est sur le terrain pour vérifier ses dires et son raisonnement. On ne peut se déclarer soi-même compétent puisqu'une compétence est un savoir-agir reconnu socialement (Wittorski, 2002).

8.2.1 Les composantes d'une compétence

Selon Wittorski (2002), une compétence doit être considérée comme une combinaison de cinq composantes dont chacune est influencée par l'individu et l'environnement. Qu'entend-on par environnement? L'environnement comprend l'ensemble des circonstances, des situations et des influences qui sont susceptibles d'agir sur le développement et ainsi de modifier les comportements spécifiques d'un individu ou d'une société (Tremblay, 1992). Pour bien comprendre l'importance que l'environnement social humain peut avoir sur ce que vit une personne en développement, il est important que la préceptrice soit sensibilisée à la notion d'approche écologique développée par Bronfenbrenner (1979). L'environnement écologique se présente comme un ensemble de structures qui correspondent à quatre sous-systèmes qui s'emboîtent les uns dans les autres : le microsystème (infirmières et autres professionnels de la santé), le mésosystème (interrelations entre les microsystèmes), l'exosystème (services disponibles dans l'établissement) et le macrosystème (croyances, valeurs et attitudes sociales).

Les composantes décrites par Wittorski font référence au microsystème, au mésosystème et au macrosystème. Voici comment il décrit ces composantes :

- La composante *cognitive* est représentée par le microsystème et concerne l'individu ou le groupe auteur de la compétence. Elle est constituée : 1) des représentations cognitives qui intègrent les savoirs et les connaissances acquises par la formation et les schémas ainsi que les théories implicites ; et 2) de la représentation que l'acteur se fait de la situation.
- La composante *affective* qui constitue l'un des moteurs de la compétence et qui regroupe : 1) l'image de soi ; 2) l'investissement affectif de ce que l'on fait ; et 3) l'engagement (motivation). Cette composante est grandement influencée par le mésosystème.
- La composante *sociale* comprend la reconnaissance effective par l'environnement immédiat (mésosystème) ou de l'organisation (macrosystème) de la pratique de la personne ainsi que le pari que la personne fait sur la reconnaissance future de sa pratique par l'environnement immédiat ou l'organisation.
- La composante *culturelle* correspond à la façon dont l'organisation dans laquelle se trouve la personne jugera les compétences produites. Il y a donc une influence du mésosystème et du macrosystème sur le microsystème.
- La composante *praxéologique* correspond à l'aspect visible et observable de la compétence et fait l'objet d'une évaluation sociale (mésosystème et macrosystème).

Toutes ces composantes montrent l'importance que l'environnement social humain peut avoir sur l'acquisition et l'intégration des compétences de la personne et qu'il faut non seulement tenir compte de l'environnement immédiat comme les pairs, mais aussi de l'environnement plus éloigné (direction, organisation de milieu).

8.2.2 Le développement des compétences

Le stage est le lieu privilégié des transferts des connaissances et de leur application. Wittorski (2002) décrit cinq voies principales pour développer des compétences :

1. La formation sur le tas qui correspond à la production et au tâtonnement « essais et erreurs ». Toutefois, dans la pratique infirmière, comme mentionné au chapitre 12, on ne peut se permettre de faire des essais et des erreurs. C'est pourquoi, avant de permettre à une étudiante d'effectuer une activité de soins quelconque, la préceptrice doit s'assurer qu'elle détient les compétences nécessaires. Également, l'étudiante doit aviser sa superviseure si une activité dépasse ses compétences.

2. Le schéma de la formation alternée qui signifie la mise en pratique des savoirs théoriques en stage.

3. Les situations d'analyse de pratiques mises en œuvre en formation qui consistent en un apprentissage sur le tas et en une analyse de la situation pour en développer une théorie.

4. Les situations de définition anticipée de nouvelles pratiques par des travailleurs, comme la préceptrice qui prépare l'étudiante au changement à venir (nouvel appareil à saturométrie, par exemple).

5. Les savoirs théoriques, acquis par la formation et intégrés en connaissances par les personnes, comme l'étudiante qui maîtrise sa pratique et peut intervenir dans différentes situations selon la théorie reçue.

De l'avis de Lemenu (2002), quand il s'agit de favoriser le transfert de la théorie à la pratique, la préceptrice peut : 1) expliquer les liens entre la théorie et la pratique ; 2) stimuler la réflexion métacognitive de l'étudiante sur ses démarches d'apprentissage ; et 3) réutiliser les compétences acquises au moment de la manipulation de matériel en salle de cours, mais dans un contexte différent. Pour favoriser le transfert de la pratique à la théorie, la préceptrice peut : 1) inciter l'étudiante à prendre une distance par rapport à sa pratique et à s'interroger sur le contenu, et ce, en lui permettant de se confier par écrit (journal de bord) ; 2) se permettre de s'interroger sur la pratique ; et 3) amener l'étudiante à développer une pratique réflexive, lui permettant de mettre en œuvre des habiletés de pensée par le questionnement, par la description de ses sentiments éprouvés lorsqu'elle effectue une activité. On fait donc référence à un processus cognitif continu permettant d'analyser et d'évaluer ses propres actes. L'intégration d'une approche réflexive dans la pratique infirmière peut aider l'étudiante à prendre des décisions éclairées.

8.2.3 Les compétences de la préceptrice

Le travail de l'infirmière-préceptrice requiert des compétences spécifiques quant au fait qu'elle se trouve simultanément dans l'action de formation et dans l'action de soins. Comme le dit Le Boterf (2002b, p. 13), « le professionnel reconnu comme compétent est celui qui sait agir avec compétence ». Cet auteur est d'avis qu'il ne s'agit pas d'acquérir des connaissances et des capacités pour être compétent, mais il faut aussi savoir les combiner et les mobiliser dans l'exercice de ses fonctions, et ce, non seulement en contexte normal, mais aussi au cours d'une situation de crise. Pour illustrer ces propos, prenons l'exemple de l'infirmière qui a appris comment intervenir au moment d'un arrêt cardiaque chez un client. Elle a peut-être appris à effectuer la réanimation cardiorespiratoire, mais elle ne sera pas capable d'intervenir efficacement dans un contexte de stress. À la suite d'une étude de type qualitatif entreprise par Dury (2003) auprès de huit enseignantes en soins infirmiers, celles-ci ont exprimé leur volonté de former des étudiantes «apprenantes», capables de mobiliser des savoirs, de s'adapter, de s'investir, c'est-à-dire devenir de futures professionnelles compétentes. La notion d'aidante en stage clinique, pour les enseignantes, implique de travailler au chevet des clients et de réaliser un maximum de soins. Cela requiert aussi de maîtriser des techniques de soins et d'avoir une attitude aidante, de pouvoir créer un climat apte à l'apprentissage, d'inciter l'étudiante à être acteur de son apprentissage et à réfléchir. Toutes ces tâches demandent de l'expertise clinique, une bonne capacité d'écoute et d'adaptation envers l'étudiante ainsi que de la motivation.

Cette réflexion nous amène à nous questionner sur le fait que de plus en plus d'infirmières se voient octroyer des tâches d'accompagnement des étudiantes au moment des stages dans des services spécialisés alors qu'elles n'y ont jamais travaillé et ne détiennent aucune expérience dans ce domaine. Comme on le mentionne si souvent, les préceptrices sont des modèles et elles influencent les étudiantes de plusieurs façons. Elles doivent donner l'exemple des comportements qu'elles s'efforcent de transmettre aux étudiantes et en promouvoir activement l'application. Comme l'a si bien dit le professeur français Jean Jaurès : «On n'enseigne pas ce que l'on sait, on enseigne ce que l'on est» (Maudsley, 1993). Si la préceptrice ne met pas en pratique les compétences en question, l'étudiante risque de ne retenir que le message implicite, et l'étudiante qui ne prend pas les compétences au sérieux devient souvent cynique (Collège royal des médecins et chirurgiens du Canada, 1996).

À l'inverse, certaines préceptrices travaillent dans les milieux cliniques et sont choisies pour leur expertise dans une spécialité quelconque, mais ne détiennent aucune notion pédagogique. De plus, peu de ressources sont mises à leur disposition pour développer des compétences chez les stagiaires. Dans de tels cas, les étudiantes s'investissent surtout dans l'acquisition d'habiletés techniques et thérapeutiques au détriment quelquefois de la réflexion, de l'analyse et de l'approfondissement du jugement clinique.

CONCLUSION

Même si le rôle principal des préceptrices se situe surtout sur le plan du savoir-faire et du savoir-être, elles doivent bien comprendre les fonctions de la supervision de stage et démontrer des compétences relatives à l'enseignement, à l'administration, à la communication et à l'évaluation. Il est donc essentiel de bien encadrer les étudiantes, mais il est tout aussi important de former nos préceptrices, qui sont le pont entre la formation et la pratique quotidienne.

RÉFÉRENCES

Aiken, L. H., Smith, H. L. et Lake, E. T. (1994). « Lower medicare mortality among a set of hospitals known for good nursing care ». *Medical Care*, vol. 32, n° 8, p. 771-787.

Blegen, M.A., Goode, C. J. et Reed, L. (1998). « Nurse staffing and patient outcomes ». *Nursing Research*, vol. 47, n° 1, p. 43-50.

Benner, P. (1995). *De novice à expert : Excellence en soins infirmiers.* Montréal : ERPI, 252 p.

Bronfenbrenner, U. (1979). *The ecology of Human Development.* Cambridge, Massachussetts, and London, England : Harvard University Press.

Calon, B. (2002). « Espace de parole et élaboration de compétence ». *Soins Cadres*, vol. 41 (février 2002), p. 32-35.

Cateau, C. (2002). « À propos des compétences collectives ». *Soins Cadres*, vol. 41, p. 36-37.

Collège royal des médecins et chirurgiens du Canada (1996). *Compétences pour le nouveau millénaire : rapport du groupe de travail sur les besoins sociétaux.* Ottawa : ProMEDS 2000.

Dury, C. (2003). « Une approche par compétences pour l'apprentissage des soins infirmiers : Analyse des pratiques des enseignants ». *Recherche en soins infirmiers*, vol. 73, p. 5-40.

Fontaine, M. (1999). « Soigner ensemble ou chercher à reconnaître une même pratique soignante ». *Perspective soignante*, vol. 6, p. 53-66.

Hesbeen, W. (2001). « Pénurie infirmière et responsabilité sociale ». *Perspective soignante*, vol. 12 (décembre 2001), p. 6-17.

Jonniaux, S. (2004). « L'infirmière de rééducation : Des compétences à la conceptualisation ». Mémoire de maîtrise, Mulhouse : Université de Haute Alsace, 85 p.

Lasnier, F. (2000). *Réussir la formation par compétences.* Montréal : Guérin éditeur.

Le Boterf, G. (2002a). « De quel concept de compétence avons-nous besoin ? ». *Soins Cadres*, vol. 41, p. 20-22.

Le Boterf, G. (2002b). *Développer la compétence des professionnels : Construire des parcours de navigation professionnelle.* 4ᵉ éd. Paris : Éditions d'Organisation.

Legendre, M. F. (2006). *L'approche par compétence ? De quoi parle-t-on au juste ?* Conférence CEFES. Université de Montréal, 9 mars 2006.

Lemenu, D. (2002). « Enseigner ou apprendre des compétences ? ». *Soins Cadres*, vol. 41, p. 49-52.

Lévy-Leboyer, C. (2004). *La gestion des compétences.* Paris : Éditions d'Organisation.

Manson-Clot, M., Pahud, P., Müller, R., Dederding, B. et Héliot, C. (2005). « L'infirmière de référence : Positionnements sur la pratique d'encadrement ». *Recherche en soins infirmiers*, n° 81, p. 28-55.

Maudsley, R. F. (1993). « Current environment for reform of graduate medical education : Content and context ». Dans *The Ecology of Graduate Medical Education*, Walt, A. J. (dir.), Chicago : ABMS, p. 7-19.

Ordre des infirmières et infirmiers du Québec. (2001). *Mosaïque des compétences cliniques de l'infirmière. Compétences initiales.* Montréal : Ordre des infirmières et infirmiers du Québec.

Perrenoud. P. (1997). *Construire des compétences dès l'école.* Paris : ESF éditeur.

Phaneuf, P. (2005). *Quelques réflexions sur des stratégies adaptées à un programme par compétences.* En ligne. <www.infiressources.ca> (page consultée le 27 mars 2007).

Rey, B. (2003). *Les compétences à l'école : Apprentissage et évaluation.* Bruxelles : DeBoeck Université.

Roegiers, X. (2000). *Une pédagogie de l'intégration : Compétences et intégration des acquis dans l'enseignement.* Bruxelles : DeBoeck Université.

Roegiers, X. (2003). *Analyser une action d'éducation ou de formation.* Bruxelles : DeBoeck Université.

Sauvageot, L. (2005). «L'entrée par les compétences dans la formation des soignants». *Soins Cadres*, vol. 54, p. 70-71.

Tardif, J. (1992). *Pour un enseignement stratégique*. Montréal : Éditions Logiques.

Wittorski, R. (2002). «Le développement des compétences individuelles, partagées et collectives.» *Soins Cadres*, vol. 41, p. 38-42.

Chapitre 9

Le professionnalisme et l'éthique

Claire Chapados

INTRODUCTION

Dans ce chapitre, nous abordons le professionnalisme et l'éthique liés à la profession d'infirmière. L'infirmière fait partie d'un ordre professionnel et possède un code de déontologie qu'elle doit respecter. À la lumière de toutes les connaissances qu'elle possède déjà, la préceptrice doit être sensibilisée à d'autres caractéristiques inhérentes à sa profession et dont la stagiaire doit être informée. Ainsi, nous favoriserons la réflexion chez la préceptrice en discutant de sujets tels que le langage utilisé dans les milieux de soins, l'habillement et la mode ainsi que les relations à entretenir dans l'exercice de ses fonctions.

Mais qu'entend-on par «profession»? Ce terme renvoie à l'idée d'excellence qui est au cœur du professionnalisme. Les expressions «être professionnel» et «agir en professionnel» désignent habituellement le professionnalisme (Legault, 2003).

9.1 LA DÉFINITION DU TERME « PROFESSION »

Une profession constitue une activité intellectuelle qui engage la responsabilité professionnelle. Cette activité dite « savante » appelle le jugement et la réflexion (Martineau, 1998). Chaque profession possède les savoirs qui lui sont propres. L'élaboration et la reconnaissance de ces savoirs demeurent la clé de toute stratégie visant le professionnalisme. Quant à Ross-Kerr (2003), il définit une profession comme un métier qui nécessite une formation supérieure ou qui exige des connaissances, des compétences ou une préparation particulière. Enfin, pour la Société canadienne des relations publiques (2002), le statut de profession repose sur cinq caractéristiques principales :

- la théorie systématique, qui définit toutes les connaissances et les aptitudes requises pour exercer une profession et qui donne un fondement rationnel aux activités de ceux et celles qui les exercent ;
- la formation générale ou la période d'apprentissage comme préalable à l'admission à la pratique, conformément aux statuts et règlements de l'organisme qui régit la profession ;
- la sanction par la société, conférant une crédibilité, un statut et une reconnaissance qui, en retour, comporte certains pouvoirs, privilèges et responsabilités, dont les plus importants sont le contrôle des programmes de formation, des conditions d'admission et de l'agrément ;
- la confidentialité des discussions entre le professionnel et son client ou son employeur ;
- l'obligation fondamentale du professionnel d'exercer ses activités dans l'intérêt du public.

Selon l'ordre des infirmières et infirmiers du Québec (OIIQ) (2003), chaque profession est définie par un champ d'exercice qui la décrit de façon générale en faisant ressortir la nature et la finalité de sa pratique professionnelle ainsi que ses principales activités. La Loi sur les infirmières et les infirmiers (Québec, 2002) énonce le champ d'exercice des infirmières et des infirmiers au Québec. Pour l'OIIQ (2004), l'infirmière a une bonne conception des soins infirmiers. Elle connaît et respecte la Loi sur les infirmières et les infirmiers, le Code de déontologie des infirmières et infirmiers ainsi que les autres lois et règlements en lien avec sa pratique. L'infirmière est pleinement responsable des actes posés dans l'exercice de sa profession. Elle doit s'engager dans un processus de formation continue, de mise à jour de ses connaissances et doit prouver ses compétences. Elle doit aussi démontrer un haut niveau d'intégrité. De plus, elle affirme son identité professionnelle et fait preuve d'aptitude à l'exercice du pouvoir. Elle collabore avec les établissements d'enseignement et facilite les stages des étudiantes et, ainsi, contribue à l'encadrement des stagiaires. Elle partage son expertise et adresse des commentaires constructifs à ses collègues. Elle met ses compétences en évidence et est fière de sa profession.

Ainsi, la profession d'infirmière réclame des connaissances et des compétences particulières. Toutefois, l'image professionnelle est aussi garante d'un professionnalisme.

9.2 LA GESTION D'UNE IMAGE PROFESSIONNELLE DISTINCTE

Nous croyons que la préceptrice, autant que la stagiaire, doivent maîtriser l'art de bien gérer l'image qu'elles communiquent aux autres. Comment ? par le langage, la tenue vestimentaire, les attitudes et les comportements.

9.2.1 Le langage

Le langage est un outil de communication efficace qui permet de dégager des valeurs, des attentes, des besoins, etc. Il est le gage d'un environnement stimulant et respectueux ; c'est une valeur ajoutée au travail d'infirmière. Le langage est une démonstration extérieure et, souvent, il en dit long. De plus en plus, les échanges verbaux entendus entre différentes personnes nous amènent à nous poser des questions. Prenons l'exemple du tutoiement d'un client, comportement souvent rencontré dans des centres hospitaliers et des centres pour personnes âgées. Ainsi, certains membres du personnel, les plus jeunes comme les plus expérimentés, adoptent cette conduite surprenante. Ici, il n'est pas question d'un tutoiement affectif à l'endroit des clients, mais bien d'un tutoiement péjoratif. Pourquoi appeler un client « mon minou », « mon pitou », « mon petit coco », etc. ? Vous répondrez que ce client est peut-être là depuis vingt ans et que le personnel ne peut pas revenir en arrière en l'appelant « monsieur ».

Même si certains clients considèrent le vouvoiement comme étant vexant et demandent à être tutoyés, les infirmières ont-elles le droit de le faire sans connaître la personne qu'elles tutoient ? Les clients hospitalisés ou institutionnalisés à contre-cœur entretiennent souvent des relations avec les membres du personnel en utilisant le tutoiement. Le choix de s'adresser à une personne par son prénom, par « monsieur » ou par « madame » se fera donc en fonction de l'âge ou des rapports d'intimité entretenus. Aussi, le tutoiement favorise l'intégration des nouveaux employés.

Prenons un autre exemple : au moment d'un cours, une étudiante s'est écriée « Heille chose ! que c'est qu'tu veux encore ? ». Voilà une question qui pourrait être bien embarrassante pour une préceptrice. Dans une telle situation, si la préceptrice répond à l'étudiante en la vouvoyant, ne serait-ce pas un moyen simple d'imposer le respect ? D'autant plus que l'étudiante pourrait difficilement être impertinente, puisque le ton des échanges deviendrait plus poli. Ne serait-ce pas aussi une façon de donner l'exemple aux autres étudiantes de la classe ?

De plus en plus, le tutoiement est utilisé dans les milieux de soins ; il fait partie intégrante de la société. Les gens se tutoient même s'ils ne se connaissent pas, ne se sont jamais rencontrés, ne font pas partie de la même génération. Certaines infirmières utilisent le tutoiement sans tenir compte de la hiérarchie, mais le mieux est de suivre les règlements de l'établissement ou son instinct. Le tutoiement est simple, direct et efficace, il place l'étudiante dans une relation de confiance et la rapproche de la préceptrice alors que le vouvoiement établit une distance. Donc, l'un permet une approche plus amicale que l'autre.

Même si l'usage du «vous» est une forme de respect et de politesse, l'utilisation du «tu» peut être tout à fait respectueux s'il est utilisé avec dignité. Bien que le tutoiement rende les relations plus faciles, les infirmières sont présentes pour des raisons professionnelles et tous leurs actes relèvent des soins. Elles doivent donc préserver et respecter les personnes qu'elles ne connaissent pas personnellement, les personnes plus âgées et leurs supérieurs. Sommes-nous dans une société où l'on semble oublier le respect des autres ? Ensemble, nous devons réfléchir à ce que le tutoiement peut impliquer dans nos relations dites «thérapeutiques».

9.2.2 La tenue vestimentaire

Même si dans bien des cas, les gens jugent le moine par son habit, on entend encore souvent que l'habit ne fait pas le moine. Nous croyons qu'il est important qu'une infirmière se fasse reconnaître des clients qui disent souvent «je ne sais pas qui est mon infirmière». Toutefois, ils reconnaissent assez facilement la personne qui s'occupe de l'entretien ménager dans les chambres. Depuis quelques années, les établissements de santé remettent une carte d'identité à tout le personnel, sur laquelle apparaît le nom de la personne et son titre d'emploi.

Le choix des vêtements est-il toujours de bon goût ou est-il adapté aux fonctions des infirmières ? Que nous le désirions ou non, le port de l'uniforme augmente la confiance en soi et les clients perçoivent cette confiance. Par ailleurs, les infirmières portent souvent l'uniforme de leur unité (par exemple, l'uniforme de la salle d'opération, de l'unité des soins intensifs, de l'urgence) et les stagiaires ont tendance à vouloir se vêtir de cet uniforme. L'étudiante doit comprendre qu'elle est de passage dans l'établissement et qu'elle n'est pas encore considérée comme un membre régulier de l'unité ni comme un membre du personnel de l'établissement.

D'un autre côté, certaines stagiaires s'habillent avec différents types de vêtements. Des étudiantes portent des chandails ou des blouses sans manches, très décolletés ou très ajustés. Plusieurs ne portent pas de bas et portent des sandales et, d'autres, des jupes très courtes. Plusieurs stagiaires osent même demander si elles peuvent porter leurs vêtements de ville sous leur sarrau. Ces choix vestimentaires reflètent-ils notre société ? À vous de juger… Toutefois, l'OIIQ (2006) a pris position sur la tenue vestimentaire des infirmières dans leur pratique en publiant un document sur le sujet.

9.2.3 La mode et la religion

Devons-nous refuser à un étudiant québécois de porter sa casquette sur la tête et à un étudiant juif de porter sa kippa sur la région pariétale ? Cet étudiant québécois disait : «Il y a bien des Juifs qui le portent, eux, leur petit chapeau !» Doit-on faire une différence entre ces deux étudiants ? Oui, car nous devons distinguer la personne qui suit la mode de la personne qui respecte sa religion, ne serait-ce que pour la signification d'une expérience émotionnelle. La religion appartient à la vie des individus et des groupes. Nous devons donc tenir compte de la place que tient la religion dans la vie de certaines étudiantes, en respectant l'histoire et la culture québécoise et l'ouverture à la diversité religieuse. Prenons un autre exemple : la personne musulmane qui porte le hijab (le voile). Nous devons comprendre les nuances qu'apporte le voile dans chaque communauté. Il est certain que la différence attire le regard, mais nous ne devons pas percevoir le port de coiffe comme une menace pour la société. Il n'y a pas si longtemps, nos mères portaient un foulard sur la tête pour assister à la messe du dimanche. Et même certaines d'entre nous, à cette époque, portions ce foulard.

La mode comprend aussi tous les types d'anneaux portés à différents endroits du corps, notamment les sourcils, les lèvres, la langue, le nez et l'ombilic. Nous ne sommes pas contre la mode, au contraire, le port des anneaux peut être très joli ; nous devons respecter ce choix. Cependant, ces anneaux peuvent causer quelques problèmes en milieu professionnel. En effet, certains clients peuvent ne pas aimer le fait que de jeunes infirmières se présentent en stage avec une petite bille placée sur la langue qu'elles font rouler dans leur bouche mi-ouverte. Quant à celles qui se présentent avec un pantalon de type uniforme et un t-shirt un peu court pour laisser paraître leur anneau ombilical, elles peuvent causer un malaise chez certaines personnes, clients ou collègues. Dans un cours sur l'évaluation clinique de la santé, alors que les étudiantes pratiquaient l'examen de l'abdomen, nous avons dû avertir certaines d'entre elles qu'elles avaient une infection au pourtour du site, car elles l'ignoraient.

Par ailleurs, Tamlyn (2005) rapporte que des infirmières ont affirmé que leur image se rapporte à un ensemble beaucoup plus large que les vêtements. L'image porte sur la confiance, le respect, le souci des autres et le pouvoir d'expression. Les étudiantes, futures professionnelles, doivent porter une attention particulière à leur apparence, à leur présentation, à leurs attitudes et à leurs comportements. Voici comment s'exprime une infirmière d'expérience :

« Pour servir de modèle de rôle aux jeunes et futures membres de la profession infirmière, nous avons besoin d'une forte dose de respect personnel et nous devons conjuguer science et art en nous-mêmes. Nous transmettrons alors à la prochaine génération d'infirmières et d'infirmiers la manière d'atteindre et de conserver cette image. Notre nouvelle image conduira automatiquement au traitement respectueux d'autrui. » (Bridge, 2006, lettres des lecteurs)

9.2.4 Les attitudes et les comportements

Faire preuve de professionnalisme, c'est aussi s'abstenir de critiquer ouvertement les collègues, surtout devant d'autres professionnels de la santé. Au cours du colloque *De la concurrence à la collégialité*, organisé par l'Association professionnelle des infirmières et infirmiers diplômés des études supérieures (APIDES) au printemps 1993, madame Francine Fillion, infirmière-andragogue, avait prononcé une conférence et y avait mentionné « qu'il n'y a pas d'infirmière supérieure ou inférieure à une autre, mais [il y a] des infirmières qui rendent des services différents ». Chaque infirmière détient donc une formation qui la distingue des autres. Les infirmières de cégep, souvent appelées « les techniciennes », considèrent leur formation supérieure à celle autrefois dispensée dans les hôpitaux. Les bachelières, elles, croient que leur diplôme de base vaut davantage que celui obtenu par le cumul de certificats.

Dans les milieux de soins comme dans les établissements d'enseignement, la concurrence est évidente : entre les collèges et les universités, à l'intérieur d'un même établissement de santé, entre les professionnels, entre les infirmières, entre les stagiaires. Les professionnelles doivent entretenir une bonne relation de travail autant entre collègues, avec les supérieurs hiérarchiques, ou avec les autres intervenants du milieu.

De plus, certaines étudiantes en formation universitaire racontent qu'elles ne sont pas toujours bien accueillies par le personnel des établissements. Elles rapportent qu'on leur fait parfois comprendre, à mots couverts, qu'elles poursuivent un baccalauréat inutile, qu'elles acquièrent peu d'habiletés techniques dans leurs cours et qu'elles ont développé seulement leur réflexion. Une infirmière a même déjà dit qu'elle ne voulait pas encadrer d'étudiantes universitaires, soi-disant parce qu'« elles ne savent rien faire ». De plus, quelques candidates infirmières praticiennes spécialisées ont déjà entendu des commentaires désobligeants et peu flatteurs les concernant.

Souvent, cette concurrence malsaine provoque des difficultés dans l'exécution des tâches et se traduit par une lutte continuelle. Avec l'évolution des programmes d'enseignement, la formation offerte au cours du XXe siècle ne remet pas en cause la compétence des infirmières formées antérieurement. Au contraire, nous devons mettre en commun nos expertises ; ce sont des rôles distincts, mais complémentaires. Ainsi, que la formation soit dispensée à l'hôpital, au cégep ou à l'université, le seul titre qui nous rallie, pour faire de nous des professionnelles, c'est le titre d'infirmière.

CONCLUSION

Certes, les connaissances et les compétences occupent une place importante dans l'exercice de la profession d'infirmière. Malheureusement, l'image professionnelle fait parfois défaut. N'oublions pas qu'à travers notre langage, notre tenue vestimentaire et nos attitudes et comportements, nous nous démarquons fortement lorsque nous dispensons des soins et des services. Le respect de l'éthique de notre profession est donc essentiel.

RÉFÉRENCES

Bridge, L. (2006). « L'image des soins infirmiers ». *Infirmière canadienne*, vol. 7, n° 1, Lettres des lecteurs.

Legault, G. A. (dir.). (2003). *Crise d'identité professionnelle et professionnalisme.* Québec : Presses de l'Université du Québec, 226 p.

Martineau, S. (1998). « La professionnalisation de l'enseignement ». *Pour parler profession.* [En ligne], <www.oct.ca/publications/pour_parler_profession/mars_1998/moving.htm> (page consultée le 28 février 2007).

Ordre des infirmières et infirmiers du Québec. (2003). *Guide d'application de la nouvelle Loi modifiant le Code des professions et d'autres dispositions législatives dans le domaine de la santé.* Montréal : Ordre des infirmières et infirmiers du Québec, 109 p.

Ordre des infirmières et infirmiers du Québec. (2004). *Perspectives de l'exercice de la profession d'infirmière.* Montréal : Ordre des infirmières et infirmiers du Québec, 31 p.

Ordre des infirmières et infirmiers du Québec. (2006). *La tenue vestimentaire des infirmières : Prise de position.* Montréal : Ordre des infirmières et infirmiers du Québec, 20 p.

Québec. (2002). *Loi sur les infirmières et les infirmiers (L.I.I.) : L.R.Q.,* chap. 1-8, art. 36, *L.Q.,* chap. 33, art.12. Québec : Publications du Québec, 16 p.

Ross-Kerr, J. C. (2003). « Professionnalization in canadian nursing ». Dans *Canadian nursing : Issues and perspectives,* J. C. Ross-Kerr et M. J. Wood (dir.). 4e éd. Toronto : Mosby, p. 29-38.

Société canadienne des relations publiques. (2002). *Manuel d'agrément.* Ontario : Conseil national d'agrément, 43 p.

Tamlyn, D. (2005). « L'importance de l'image ». *Infirmière canadienne*, vol. 6, n° 3, p. 10-13.

Chapitre 10

L'évaluation des stagiaires

Louise Dumas

INTRODUCTION

Évaluer et mesurer sont deux actions importantes sur le plan du développement professionnel, mais difficiles à réaliser au cours d'un stage en milieu clinique. L'évaluation des stagiaires en sciences infirmières est probablement l'intervention éducative la plus complexe à effectuer avec le plus d'objectivité possible. En effet, contrairement aux situations vécues dans un laboratoire ou dans une classe, les situations cliniques sont uniques tant du point de vue du client que de la stagiaire. Il est rare qu'on puisse prévoir au détail près ce qui se passera sur le plan relationnel entre une professionnelle en devenir et un client donné à un moment précis.

Ce chapitre traite de l'évaluation des stagiaires, des buts qu'elle poursuit, de la façon dont on la définit, des formes qu'elle revêt et des moments privilégiés pour chaque forme d'évaluation. Plusieurs stratégies sont proposées pour évaluer les connaissances, les habiletés et les attitudes en stage, dans un souci de réduire les difficultés inhérentes à l'acte d'évaluation.

10.1 LES BUTS DE L'ÉVALUATION

Le domaine de l'art en soins infirmiers constitue toute une facette du savoir-faire professionnel qui s'apprend uniquement en milieu réel de pratique infirmière (Dumas, 1995). On convient du fait que les stages sont une façon privilégiée d'établir des liens théorie/pratique au cours d'expériences cliniques supervisées ; ces dernières visent l'acquisition de connaissances (savoir), d'habiletés (savoir-faire), d'attitudes (savoir-être) et de savoir-dire nécessaires à l'exercice de la profession infirmière (Reilly et Oermann, 1985 ; Toohey et Ryan, 1996). Il ne s'agit donc pas ici du simple apprentissage de techniques comme en laboratoire, mais de l'intégration des savoirs et du développement de la pensée critique dans une optique d'autonomie et d'imputabilité professionnelles. L'étudiante doit développer sa capacité à supporter l'ambiguïté, à aiguiser son jugement clinique, son sens critique et son sens de la responsabilité au regard de ses actions (Dumas, 1995).

Les étudiantes que les préceptrices[1] rencontrent durant les stages québécois sont, selon le modèle de Benner (1996), soit des novices, soit des débutantes. Elles ont encore de la difficulté à percevoir l'ensemble d'une situation clinique et à y répondre de façon appropriée et individualisée, surtout en présence d'expériences de santé complexes. À ce stade, elles se sentent en sécurité dans leur pratique en respectant presque à la lettre les règles apprises. L'évaluation continue, réalisée de façon aidante et non menaçante, permet à ces étudiantes de se socialiser au rôle d'infirmière (Toohey et Ryan, 1996) par l'exemple, certes, mais aussi par la réflexion critique bien encadrée.

L'évaluation a donc pour but de soutenir l'étudiante dans ses apprentissages et de l'aider à faire des liens entre ce qu'elle voit, entend et vit, et les bases scientifiques appropriées. Certes, l'évaluation finale vise à déterminer si la stagiaire a atteint les objectifs fixés pour un stage spécifique et si elle peut poursuivre à un niveau plus avancé (O'Connor, 2001 ; Reilly et Oermann, 1985). Par ailleurs, l'évaluation continue durant le stage permet aussi de véhiculer des valeurs professionnelles, de tester des limites, de décrire des forces et des faiblesses par des exemples concrets, de féliciter, de corriger, de réajuster, de prévenir des interventions dangereuses, tout cela en communiquant l'enthousiasme et la motivation envers la profession et la pratique clinique (O'Connor, 2001). En ce sens, la préceptrice enseigne davantage par l'exemple comme modèle de rôle (Flynn, 1997) que par n'importe quelle autre stratégie puisqu'en stage clinique, il n'y a pas de réponses ou d'interventions toutes faites. Le but de l'évaluation est donc de rendre le plus objectif possible un processus très subjectif, dans lequel des valeurs personnelles sont en jeu (Infante, 1985). Cela demande un jugement éclairé de la part de la préceptrice afin que l'étudiante puisse progresser vers un service professionnel de qualité et sécuritaire.

---

1. Dans ce texte, le terme « préceptrice » englobe indifféremment la notion de superviseure de stage, de professeure clinique, de professeure de stage.

10.2 LA DÉFINITION DE L'ÉVALUATION

Évaluer veut dire juger de la qualité, de la valeur, de l'efficacité en regard d'objectifs, de normes, de standards fixés d'avance. Et juger est un acte subjectif même en présence d'objectifs très clairs. On doit cependant faire la distinction entre évaluation et mesure. L'évaluation est l'acte de juger, de décider quelle action entreprendre à la suite d'un résultat, d'une quantification, d'une mesure. L'évaluation est donc la production d'un jugement ou d'une comparaison sur des données recueillies en vue d'une décision sur la conduite à suivre, et ces données résultent d'une mesure. En milieu clinique, ce jugement s'opère sur des *performances*, donc sur un amalgame de savoirs de divers ordres : savoir, savoir-faire, savoir-être (Reilly et Oermann, 1985), savoir-dire. Des données sont recueillies de la façon la plus objective possible ; c'est la mesure. Par la suite, la préceptrice doit juger de la qualité de ces données en regard des objectifs de ce stage particulier dans un contexte de progression de l'étudiante, mais aussi de sécurité en ce qui a trait aux soins ; c'est l'évaluation.

Scallon (1988) explique que l'évaluation a pour composantes la comparaison entre ce qui est et ce qui devrait être, la perception et l'interprétation de l'écart, et le jugement en vue de la décision et de l'action. Il s'agit donc de bien déterminer ce qui est attendu et les seuils minimaux qui seront acceptés comme écart en vue de décisions éclairées.

10.3 LES FORMES D'ÉVALUATION

On convient généralement de deux formes d'évaluation : formative et sommative. D'une part, l'évaluation *formative* vise la régulation du cheminement d'une étudiante durant le stage ; on cherche alors à qualifier le rythme et la direction de sa progression au regard des standards préétablis afin de déterminer ses forces et ses faiblesses, de réorienter ses efforts, de guider son apprentissage pendant qu'il se déroule (Dumas, 1995). L'évaluation formative a pour souci premier de favoriser l'autonomie et la prise en charge des apprentissages par l'étudiante elle-même pour qu'elle puisse se réorienter ou améliorer sa conduite avant que le stage ne soit trop avancé. On parle d'« observer pour éduquer » (De Ketele, 1987, p. 195). Il s'agit d'aiguiser la conscience de l'étudiante en ce qui concerne la progression de ses actions et non de les noter.

D'autre part, c'est grâce à l'évaluation *sommative* qu'on détermine si l'étudiante a atteint ou non les objectifs de ce stage spécifique. Il s'agit de mesurer des acquis en vue de rendre une sanction sur la réalisation ou non des apprentissages par rapport à ce qui était prévu. En sciences infirmières, on compare donc les *performances* d'une étudiante à des comportements prédéfinis attendus pour ce stage particulier et non aux performances de ses co-stagiaires. On situe donc l'étudiante sur un continuum de compétences (Dumas, 1995) et non pas au regard de ses écrits comme dans un cours théorique. La figure 10.1 illustre le processus d'évaluation sur un continuum de formation qui a lieu en stage.

FIGURE 10.1   La spirale de l'évaluation

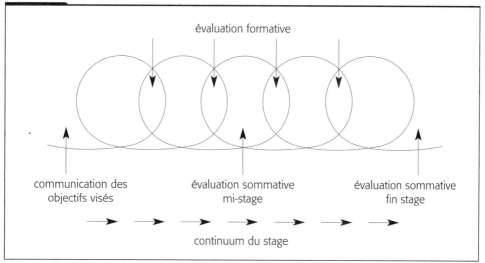

Source : Graphisme de Mathieu Dumas, 1995.

10.4 LES STRATÉGIES D'ÉVALUATION

Il est possible d'utiliser les mêmes stratégies dans l'évaluation formative que dans l'évaluation sommative pour arriver à ses fins. C'est le but poursuivi qui diffère. On pourrait en effet observer et noter sur une grille une interaction entre une stagiaire et un client pour en déterminer la qualité, pour apprécier l'engagement professionnel de la stagiaire ou encore le type et la pertinence des connaissances qu'elle transmet au client. Si la préceptrice désire réaliser cela en cours de stage afin d'aider la stagiaire dans la poursuite de son apprentissage, on parle ici d'évaluation formative. Par contre, s'il s'agit de l'évaluation sommative de mi-stage ou de fin de stage, la décision de poursuivre ou non celui-ci est en jeu, ce qui implique une sanction finale quant à l'atteinte des objectifs fixés.

10.4.1 La rétroaction

De façon plus générale, l'évaluation formative est associée à la rétroaction régulière dans ou après l'action. La préceptrice accompagne l'étudiante durant une expérience et la guide par des encouragements ou des réajustements. Elle rencontre la stagiaire le plus tôt possible après l'avoir observée dans une interaction avec le client, par exemple, pour lui expliquer là où ses forces étaient évidentes et là où des améliorations sont souhaitées en tenant compte des objectifs fixés. Cette information vise à renseigner l'étudiante en vue de la stimuler à persévérer ou à réorienter ses efforts dans une direction différente (Villeneuve, 1994). Un cahier d'anecdotes de stages individualisé pour chaque stagiaire est un outil fort appréciable dans ces situations (*voir l'exemple en annexe 10.1*). Un tel cahier permet d'inscrire en résumé les bons coups et les moins belles réalisations de l'étudiante

ainsi que les félicitations et les suggestions d'amélioration de la part de la préceptrice. La stagiaire peut réagir directement dans ce cahier et ainsi être partie prenante
de son évaluation en étant régulièrement (sinon quotidiennement) au courant de
ses performances telles qu'elles sont jugées par la préceptrice. Cet outil devient très
utile au moment des évaluations sommatives, ou évaluations de rendement, comme
aide-mémoire favorisant le rappel de situations diverses, tant positives que
négatives, pour la préceptrice et pour la stagiaire. Ce type de cahier sert aussi
de document « légal » en cas de problème et comme témoin quotidien du vécu
du stage, surtout en présence de performances peu adéquates, voire dangereuses
(Billings et Halstead, 2005). Un autre outil intéressant pour réaliser des évaluations
formatives et ainsi aider l'étudiante à cheminer durant son stage est « Le Dumas » ou
l'instrument d'évaluation formative du savoir-apprendre expérientiel en stage
(Dumas, 1995 ; *voir le chapitre 2*).

10.4.2 L'observation et la collecte de données

L'évaluation en stage est souvent réalisée à l'aide d'observations directes ou indi-
rectes. L'observation indirecte se fait à la suite d'une action, d'une journée de stage ;
on évalue le cheminement de la stagiaire sur un ou des aspects du stage. Des
outils tels le journal de bord, le journal partagé avec les pairs, le rapport d'activités,
le rapport ou critique d'interaction, la rédaction d'incidents critiques ou d'anecdotes, les discussions de groupe en rencontre postclinique sont très utiles en évaluation formative (Dumas, 1995). À l'aide de ces outils, on peut comprendre le
cheminement des idées de la stagiaire, de sa pensée réflexive ou de sa critique de
ce qui s'est passé ; cela permet alors de réfléchir avec elle pour lui permettre de progresser. Ce sont des outils très subjectifs, mais utiles pour la rétroaction.

En évaluation sommative, on recherche des données les plus objectives possibles, car une sanction doit être rendue sur l'atteinte ou non de visées de stage. Des
grilles conçues pour l'observation directe de comportements ou de techniques, pour
la rédaction de plans de soins ou de notes au dossier permettent l'appréciation
simultanée de données cognitives, affectives et psychomotrices (Dumas, 1995).
Dans l'évaluation sommative d'un stage, l'accent est naturellement mis sur l'action
et la performance, et non sur des documents écrits tels des revues de littérature,
un texte sur une situation de santé particulière, ou autres documents du genre. Un
stage vise en effet l'intégration de la théorie dans la pratique, et c'est ce qu'il faut
évaluer plutôt que les simples connaissances qui, elles, devraient être préalables au
stage (Infante, 1985), au moment des cours théoriques ou des lectures. La rencontre
postclinique demeure un temps privilégié pour recueillir des données en vue d'évaluer le niveau de réflexion et d'approfondissement des idées des stagiaires dans un
groupe ; elle permet aussi d'évaluer le savoir-dire, la façon de présenter une situation
clinique ou un problème clinique et de contribuer à le résoudre par la réflexion
critique sur l'action et par la planification des interventions à venir (Billings et
Halstead, 2005). Cela s'avère de plus en plus utile de nos jours, car le travail professionnel se réalise en équipes multidisciplinaires, et il faut alors faire ressortir
l'apport spécifique de l'infirmière auprès des clients.

Ce que les préceptrices trouvent le plus difficile dans une évaluation, ce n'est pas la collecte d'informations nécessaires, mais la décision qu'il leur faut prendre, surtout en présence de performances inférieures aux attentes. Le plus important, c'est de recueillir le plus de données possible, certes, mais de différentes sources et à différentes occasions, afin de cerner la performance de la stagiaire le plus complètement possible. Si les outils utilisés permettent de juger de comportements observés en les discriminant adéquatement, la difficulté s'amenuise. L'outil le plus simple est celui qui permet de donner la note de passage à l'étudiante qui atteint les objectifs, d'accorder une note supérieure à celle qui se démarque nettement du niveau attendu des objectifs fixés et de pouvoir reconnaître clairement la stagiaire qui ne répond pas aux attentes pour ce stage à ce moment (Caputi et Engelmann, 2004). Cet outil consiste donc en une grille de 1-2-3. Mais attention ! Dans un stage en sciences infirmières, on compare non pas les étudiantes entre elles (évaluation normative), mais plutôt la performance de chaque stagiaire en regard d'objectifs spécifiés avant le début du stage (évaluation critériée). La formation professionnelle exige un niveau minimal de compétence et non le besoin de faire ressortir les meilleures performances dans un groupe. Les objectifs de stage correspondent alors à des standards, à des règles de base, à des principes, à des comportements qui démontrent de la qualité dans les actions, une poussée vers l'excellence, de l'adéquation avec ce qui est visé, de la régularité dans la performance (Infante, 1985). Normalement, les standards sont suffisamment clairs et objectifs pour décrire l'atteinte des objectifs, le dépassement des attentes par l'étudiante ou la non-satisfaction de celles-ci (O'Connor, 2001).

La préceptrice devient de plus en plus à l'aise par rapport aux critères d'évaluation d'un stage donné à mesure qu'elle répète la même expérience de supervision clinique. Cependant, même après avoir supervisé plusieurs stages, aucune évaluatrice ne trouve facile de refuser la note de passage et de justifier clairement l'échec. C'est encore plus difficile pour elle lorsque l'étudiante ne reconnaît pas ses difficultés (Raisler, O'Grady et Lori, 2003). Pourtant, à mesure que son expérience s'accumule, quelques comportements significatifs représentatifs de la performance générale devraient suffire. C'est la clarté des attentes et des objectifs de stage qui va alors permettre de déterminer le passage ou l'échec, et non pas le nombre de mesures effectuées (Infante, 1985). Cependant, la capacité de l'évaluatrice de bien observer la globalité des comportements de l'étudiante afin de saisir la réalité de ce qu'elle vit est également importante pour lui permettre de déterminer si cette étudiante a réussi ou non.

Les difficultés liées à l'observation

L'observation peut être sujette à certains préjugés dont la préceptrice doit être consciente : l'effet de halo, la tendance à la sévérité ou à la mollesse, l'erreur de logique, l'effet des observations récentes, l'effet des comportements antérieurs (MacMillan et Schumacher, 1989 ; Reilly et Oermann, 1985 ; Morissette, 1984).

On appelle *effet de halo* la tendance de la préceptrice à évaluer positivement une stagiaire envers laquelle elle nourrit des préjugés positifs et, négativement, celle qu'elle perçoit de façon négative. La préceptrice doit donc s'assurer que l'évaluation repose sur des faits démontrables et non sur des perceptions qui sont trop subjectives pour être valables en processus d'évaluation.

La *tendance à être sévère ou généreuse* provient de la façon personnelle dont la préceptrice s'approprie le niveau des objectifs fixés dans ce stage spécifique. Les préceptrices avec peu d'expérience de supervision ont une tendance naturelle à être généreuses envers les stagiaires, car elles se fient aux progrès individuels des étudiantes durant le stage plutôt qu'à l'atteinte réelle des objectifs. Souvent, elles recherchent aussi plus ou moins consciemment l'approbation des stagiaires et ont donc tendance à être moins exigeantes, à excuser certains manques de performance.

La préceptrice fait une *erreur de logique* lorsqu'elle établit des liens erronés entre des variables, lorsqu'elle détermine, par exemple, que Julie est meilleure que Sophia, car elle s'exprime davantage et mieux durant la rencontre postclinique ou parce qu'elle est toujours prête à de nouvelles expériences dans l'unité ; que Mejda devrait avoir une bonne note, car elle écrit toujours bien ses plans de soins ou arrive à exécuter ses techniques sans fautes. Il faut observer les comportements dans la globalité du stage et non sur certains aspects seulement pour éviter de faire ce genre de liens.

En augmentant et en diversifiant les observations et en les notant le plus tôt possible après les faits, la préceptrice minimise le risque de l'*effet des observations récentes*. Cette tendance est liée à la mémoire sélective des derniers comportements de l'étudiante plutôt qu'à l'ensemble du stage.

Enfin, lorsque la préceptrice évalue positivement une stagiaire en lien direct avec les excellentes notes qu'elle a obtenues durant le cours préalable au stage, elle est victime de l'*effet des comportements antérieurs*. La préceptrice doit se détacher du passé de l'étudiante pour se centrer uniquement sur les observations réalisées durant ce stage.

Les principes d'une bonne observation

Pour effectuer une bonne observation en stage, la préceptrice doit faire preuve de neutralité dans son intention d'obtenir des faits pour l'évaluation : comportement, action, habileté démontrée, parole dite, écrit conforme aux attentes. Pour ce faire, elle dirige son attention sur ce qu'elle voit, entend, touche, et le note le plus tôt possible. Ses meilleurs outils sont ses yeux, ses oreilles, son ouverture affective et cognitive, son objectivité optimale, son souci de faire avancer la stagiaire et non d'être appréciée, sa collecte de faits précis et non d'impressions ou de perceptions et les critères de jugement déterminés pour ce stage sous forme d'objectifs mesurables. L'étudiante est nerveuse en stage ; comme la plupart des gens, elle n'aime pas être observée en vue d'une évaluation, et cela peut modifier ses comportements, rarement, cependant, au point de la rendre non performante, mais plutôt dans le sens des comportements attendus (Infante, 1985).

Existe-t-il des trucs pratiques pour observer les actions de la stagiaire en présence de clients ? L'accompagner pendant l'application de techniques qui peuvent se faire à deux, l'« espionner » derrière la porte de chambre ou le rideau, écouter ses rapports à l'infirmière de l'unité lorsqu'elle va en pause, écouter ce qu'elle raconte à ses collègues au sujet de ses interactions avec le client, noter la durée des interactions avec ses clients ou sa présence fréquente au poste plutôt que dans les chambres, etc., chaque préceptrice trouve ses propres trucs pour arriver à recueillir le plus d'observations objectives possible en stage. L'important est que la stagiaire soit rencontrée individuellement et régulièrement durant le stage afin qu'elle sache où elle se situe en regard des objectifs fixés (O'Connor, 2001).

10.4.3 La rencontre individuelle ou de groupe

La rencontre individuelle favorise chez la stagiaire la prise de conscience du vécu du stage, de ses comportements, de ses habiletés, de ses attitudes et lui permet de se réajuster en vue de réaliser les apprentissages visés. Ces rencontres de rétroaction permettent à l'étudiante de repenser à ce qu'elle vient de vivre de façon critique et de planifier ses nouvelles expériences durant le stage plutôt qu'après celui-ci. Il s'agit de favoriser la prise en charge, l'*empowerment* et l'autonomie de l'étudiante. Il faut à tout prix que la préceptrice évite le maternage des stagiaires si elle veut contribuer à la formation de professionnelles autonomes, positives et responsables de leurs actions. Ce n'est pas facile à réaliser, et il faut se souvenir que la préceptrice sert alors de modèle de rôle professionnel à l'étudiante. Dumas (2001) suggère :

- d'encadrer les stagiaires de façon plus serrée en début de stage et de relâcher graduellement la supervision à mesure que les compétences individuelles des étudiantes se manifestent (aussi suggéré par Raisler *et al.*, 2003) ;
- de choisir le lieu et le moment appropriés pour transmettre les informations de nature évaluative ;
- de choisir ses mots et la manière de dire les choses, qu'elles soient positives ou négatives, en s'appuyant sur des faits (observations réalisées, commentaires reçus du personnel infirmier ou de clients, écrits de la stagiaire, etc.) ;
- de communiquer avec la stagiaire de façon calme, respectueuse, cohérente et avec l'autorité dont dispose la préceptrice ;
- de véhiculer des attitudes de transparence et d'intégrité tout en démontrant son intérêt envers le cheminement de l'étudiante ;
- d'utiliser au besoin la confrontation, la négociation, la résolution de conflits à la manière de Villeneuve (1994).

Les rencontres postcliniques permettent aussi le retour réflexif et critique en groupe à partir de situations réelles vécues durant la journée par l'une ou l'autre des étudiantes. Il s'agit de se servir des expériences des stagiaires pour établir les liens théorie/pratique, réfléchir en profondeur sur un sujet donné, apprendre à résoudre un problème étape par étape ou encore observer une infirmière experte, la préceptrice, dans son raisonnement clinique. Toutes ces occasions servent à la collecte d'informations de nature évaluative uniquement si le climat est détendu et permet à chacune de s'exprimer spontanément, de prendre le risque de répondre aux questions soulevées, de discuter d'options parfois opposées à ce qui est présenté.

10.4.4 La « présence réelle »

L'atmosphère dans laquelle se déroule le stage est primordiale quand on parle d'évaluation mais aussi d'apprentissage et d'épanouissement. La « présence réelle » de la préceptrice est facilement ressentie par les stagiaires (surtout les adultes), et c'est ce qui leur permet d'évoluer sans heurts et de bien profiter de leur stage (O'Connor, 2001 ; Wilkinson *et al.*, 1998). Une évaluation peut pousser une étudiante vers le découragement tout aussi bien que vers la fierté d'elle-même (Infante, 1985) ; dans tous les cas, la confiance en soi est modifiée, que ce soit positivement ou négativement. On se souviendra que la façon de transmettre les informations est tout aussi importante que le contenu transmis.

CONCLUSION

L'évaluation en stage clinique est une intervention professionnelle complexe qui demande de la part de la préceptrice à la fois ouverture, sens de l'observation, jugement et respect de l'autre. Le fait qu'elle comprenne où sont ses forces et comment elle doit progresser dans ses connaissances, ses habiletés et ses attitudes comme évaluatrice constitue la base sur laquelle repose l'évolution de son cheminement en supervision clinique.

ANNEXE 10.1
Un exemple de cahier de stage

Date	Anecdote en résumé	Rétroaction de la préceptrice/ signature	Date	Réaction de la stagiaire/ signature
01/15	Sophie, tu as réalisé une belle intervention avec M. X, ce matin. Tu es entrée dans la chambre pour faire un pansement et M. X était de mauvaise humeur. Il t'a apostrophée en te criant de sortir, qu'il voulait être seul. Tu lui as calmement dit que tu venais changer son pansement pour qu'il soit plus confortable mais que tu reviendrais plus tard étant donné qu'il ne se sentait pas bien. Voyant ton calme et ta détermination, M. X s'est calmé et s'est excusé. Il t'a avoué qu'il venait d'avoir une mauvaise nouvelle de son bureau et qu'il ne te visait pas dans ses cris. Tu lui as alors demandé s'il avait le goût de te raconter cela pendant que tu refaisais son pansement, ce qu'il a fait. Tu as ainsi été capable de désamorcer une situation explosive en restant calme et en expliquant ce que tu devais faire comme professionnelle. En même temps, tu lui as ouvert une porte pour s'exprimer plus librement.	Bravo, Sophie, pour cette belle réaction de ta part. Tu aurais tout aussi bien pu ne rien dire du tout et tourner les talons. Mais tu aurais ensuite eu de la difficulté à te décider à retourner dans la chambre pour faire ce que tu devais faire comme professionnelle. Belle réaction de ta part. Louise Dumas	01/16	Merci, Louise. Je ne me sentais pas très brave en faisant cela, car M. X est un grand gaillard qui crie pas mal fort. C'est sans y penser que j'ai fait cela en me disant que je devais faire son pansement et sincèrement, je ne voyais pas quand je pourrais le faire si ce n'était pas maintenant. En fait, je n'ai pas vraiment pensé à le confronter mais je me rends compte que j'ai bien réussi. Je pense que dorénavant, je vais agir de la sorte, en pensant à ce que je dois faire tout en restant calme et en osant confronter calmement un client. Merci de me faire réaliser que j'ai bien fait. Sophie Brunet

ANNEXE 10.1 *(suite)*
Un exemple de cahier de stage

Date	Anecdote en résumé	Rétroaction de la préceptrice/ signature	Date	Réaction de la stagiaire/ signature
02/07	Sophie, tu as administré le mauvais médicament à Mme Y, celui que tu devais donner à M. X. Je sais que tu t'en es rendu compte, mais il te fallait me le dire tout de suite et non à la fin du stage d'aujourd'hui.	Quand on fait une erreur, Sophie, il est important de revoir dans sa tête, et ici pendant le stage avec moi aussi, ce qui s'est passé. Comme cela, on évite de refaire la même erreur une prochaine fois. Je veux que dorénavant, quand tu penses avoir fait une erreur durant le stage, tu viennes m'en parler immédiatement, même me déranger si je suis occupée avec une autre étudiante. Louise Dumas	02/09	Mais Louise, j'ai tenté de t'interpeller, mais tu m'as dit que tu étais occupée, alors je n'ai pas insisté. Je comprends que j'aurais dû insister. Cependant, j'aurais aimé que tu me demandes si c'était important, car j'étais bouleversée à l'idée d'avoir fait une erreur alors je n'ai pas insisté. Je suis allée voir l'infirmière de l'unité plutôt. Sophie Brunet

RÉFÉRENCES

Benner, P., Tanner, C. et Chesla, C. A. (1996). *Expertise in Nursing Practice: Caring, Clinical Judgment and Ethics.* New York: Springer.

Billings, D. M. et Halstead, J. A. (2005). *Teaching in Nursing: A Guide for Faculty.* 2e éd. St-Louis (Mass.): Elsevier.

Caputi, L. et Engelmann, L. (2004). *Teaching Nursing: The Art and Science.* Glen Ellyn (Ill.): College of DuPage Press.

De Ketele, J. M. (1987). *Observer pour mieux éduquer.* New York: Peter Lang.

Dumas, L. (1995). «Élaboration et validation d'un instrument d'évaluation formative du savoir-apprendre expérientiel d'infirmières-étudiantes en stage clinique en sciences infirmières». Thèse de doctorat non publiée, Montréal, Université du Québec à Montréal.

Dumas, L. (2001). *Cahier d'orientation initiale des superviseures de stages.* Document non publié. Hull : Département des sciences infirmières, Université du Québec à Hull.

Flynn, J. P. (dir.) (1997). *The Role of the Preceptor : A Guide for Nurse Educators and Clinicians.* New York : Springer.

Infante, M. S. (1985). *The Clinical Laboratory in Nursing Education.* 2ᵉ éd. Toronto : Wiley.

MacMillan, J. H. et Schumacher, S. (1989). *Research in Education : A Conceptual Introduction.* Glenview (Ill.) : Scott et Foresman.

Morissette, D. (1984). *La mesure et l'évaluation en enseignement.* Québec : Presses de l'Université Laval.

O'Connor, A. (2001). *Clinical Instruction and Evaluation : A Teaching Resource.* Sudbury (Mass.) : National League for Nursing Press.

Raisler, J., O'Grady, M. et Lori, J. (2003). « Clinical teaching and learning in midwifery and women's health ». *American College of Nurse-Midwives,* vol. 48, nº 6, p. 398-406.

Reilly, D. E. et Oermann, M. H. (1985). *The Clinical Field : Its Use in Nursing Education.* Norwalk (Conn.) : Appleton Century Crofts.

Scallon, G. (1988). *L'évaluation formative des apprentissages. La réflexion.* Québec : Presses de l'Université Laval.

Toohey, S. et Ryan, G. (1996). « Assessing the practicum ». *Assessment and Evaluation in Higher Education,* vol. 21, nº 3, p. 215-227.

Villeneuve, L. (1994). *L'encadrement du stage supervisé.* Montréal : Éditions St-Martin.

Wilkinson, C., Peters, L., Mitchell, K., Irwin, T., McCorrie, K. et Macleod, M. (1998). « "Being there" : Learning through active participation ». *Nurse Education Today,* vol. 18, p. 226-230.

Chapitre 11

La gestion de situations difficiles en supervision clinique

Dominique Houle

INTRODUCTION

Plusieurs questions sur la manière de gérer des situations pédagogiques difficiles en cours d'apprentissage ou de stage nous sont régulièrement adressées. Que ce soit à la suite de l'accompagnement d'infirmières novices et débutantes ou après les premières expériences de supervision clinique, l'encadrement suscite souvent le besoin de s'améliorer en faisant un retour sur certains moments importants, qu'ils aient été difficiles ou merveilleux. Ce chapitre offre à la préceptrice une occasion d'effectuer un tel retour.

Il présente d'abord le concept de rétroaction et les balises favorisant sa mise en pratique dans le but de favoriser des apprentissages signifiants chez les stagiaires. Quatre mises en situation mettent ensuite en relief les défis de la supervision d'une stagiaire : la stagiaire non motivée, la stagiaire non coopérative qui fait des erreurs répétées, la stagiaire qui désire prolonger sa journée pour compléter la lecture du dossier de son client et la stagiaire motivée qui ne réussit pas à intégrer ses apprentissages. Chaque cas soulève un problème particulier et entraîne quelques questions permettant d'explorer des pistes de solution par rapport aux difficultés rencontrées. Diverses interventions pratiques sont alors proposées. Enfin, quelques lectures complémentaires sont suggérées pour chaque situation.

11.1 LE CONCEPT DE RÉTROACTION

Selon Villeneuve (1994, p. 100), la rétroaction consiste «au retour d'information que reçoit une personne à la suite de ses actions, de ses attitudes, de ses comportements ou de sa performance afin de lui permettre de se réajuster». Fortin et Laurin (1984) pensent que, pour être en mesure d'offrir une rétroaction utile, la préceptrice doit prendre en compte divers éléments:

- Elle doit s'assurer que la stagiaire comprend la signification de la rétroaction. Pour ce faire, la préceptrice la rencontre régulièrement afin de construire et surtout d'entretenir un climat d'apprentissage favorable.
- Elle peut s'adresser à elle en proposant des sujets de réflexion pour lesquels la stagiaire se sent concernée.
- Elle offre aussi une rétroaction spécifique, ponctuée d'exemples concrets, afin de particulariser l'apprentissage plutôt que d'y aller d'une rétroaction générale.

La stagiaire porte la responsabilité d'accepter la rétroaction. Cela est possible lorsqu'une relation de confiance se construit progressivement entre la stagiaire et la préceptrice, relation dans laquelle il n'y a ni gagnante ni perdante. La stagiaire a besoin de sentir que sa préceptrice tient compte de son point de vue, de ses perceptions, de son vécu et qu'elle évite les jugements de valeur et les affirmations gratuites. Au moment des rétroactions, la préceptrice amène la stagiaire à construire sur ses erreurs et ainsi à améliorer sa pratique. Dans la mesure du possible, elle choisit le moment propice, c'est-à-dire lorsqu'elle sent la stagiaire prête à recevoir de la rétroaction sur un sujet précis. La préceptrice vérifie nécessairement ce que la stagiaire pense de la situation et les solutions que celle-ci envisage à l'égard des difficultés ponctuelles ou plus manifestes. Par conséquent, elle vise à stimuler l'autonomie et l'*empowerment* de la stagiaire.

Celle-ci doit être encouragée à exprimer ses sentiments, à nommer sa pratique, à préciser sa pensée et à trouver ses propres réponses. À cet égard, la préceptrice prend appui sur ce que la stagiaire lui dit pour rétroagir, pour l'inciter à développer son propos et, à moyen terme, son jugement critique. La stagiaire, à son tour, apprend à intégrer la rétroaction à sa réflexion. Il est préférable que celle-ci soit dynamique et, surtout, formulée de manière que la stagiaire puisse assimiler son apprentissage pour pouvoir le réinvestir dans ses actions futures.

11.2 LES BALISES FAVORISANT LA RÉTROACTION

De cette conception de la rétroaction, il découle que les balises suggérées ici ne sont pas des recettes, mais plutôt des repères pouvant favoriser les ajustements au moment des séances de rétroaction. Ces outils sont conçus pour être utilisés après une forme quelconque d'observation et ils peuvent être facilement adaptés. On peut aisément partir de l'observation directe ou encore d'un moyen interposé comme le récit d'un événement par la stagiaire, le journal de bord, le rapport écrit ou verbal d'anecdotes ou d'incidents critiques. Voici donc des balises favorisant une rétroaction réussie.

Se rencontrer à un rythme régulier. Rétroagir une seule fois pendant la période d'encadrement ne permet pas à la personne supervisée de s'améliorer. Au contraire, des rencontres régulières créent un réel contexte de confiance et facilitent l'apprentissage.

Fixer à l'avance la durée de la séance. L'échange est différent selon le délai dont la préceptrice dispose. Le laps de temps disponible détermine son choix d'aller à l'essentiel ou plutôt d'approfondir la situation.

Tenir la séance peu de temps après l'observation. Il est plus facile pour la stagiaire de faire le lien avec une situation précise si la préceptrice lui parle rapidement, le jour même, si c'est possible. Agir rapidement en cas de difficulté permet de dénouer une situation problématique et d'éviter de la reproduire. Cependant, il peut arriver exceptionnellement qu'on ait besoin de prendre de la distance avant de pouvoir parler de ce qui est arrivé.

Se rencontrer dans un endroit calme. La discussion est plus constructive et facilitée par le fait que les deux personnes se réservent un tête-à-tête, dans un lieu tranquille.

Se centrer sur les interventions et non sur la personne. Il est suggéré de parler de ce que la stagiaire a fait, de ce qu'elle a dit, de ses réactions, de ce qu'on a vu et entendu, bref, de faire une description minutieuse de la situation. Une reconstitution authentique de l'événement plutôt qu'un jugement sur la personne facilite l'échange et préserve le lien de confiance entre les deux personnes concernées.

Éviter les généralités et les généralisations. Le vocabulaire employé par la préceptrice représente une occasion de solidifier ou de ternir sa relation avec la stagiaire. Les expressions, les manières de dire telles que « c'est toujours », « tu ne fais jamais », « il y a constamment » sont peu recommandées, car elles enferment la stagiaire dans une fatalité peu productive et fragilisent son lien de confiance envers la préceptrice.

Dédramatiser les erreurs et les utiliser aux fins de la formation. Les erreurs représentent des sources d'apprentissage privilégiées dans la mesure où elles peuvent être repérées, nommées, discutées et comprises. Les erreurs favorisent les prises de conscience chez la stagiaire et donnent la possibilité d'apprendre à gérer l'imprévu. Elles constituent des occasions pour la préceptrice de constater les lacunes de la stagiaire et ainsi de mettre en évidence les défis qu'elle aura à relever.

Aider à faire des liens avec des connaissances, des théories et d'autres situations. Pour faciliter l'intégration des connaissances avec l'expérience, des questions peuvent être posées : « Te souviens-tu, la semaine dernière… ? », ou bien « Moi, ça me semble un peu du même ordre que… », ou encore « Qu'as-tu appris dans tes cours qui pourrait t'éclairer et t'aider à comprendre ? »

Éclairer la discussion en se référant à sa propre pratique. Il s'agit bien d'influencer plutôt que d'imposer. « J'aurais probablement fait telle chose » se reçoit mieux qu'un « il faut » ou « tu dois ». Il importe de se souvenir que « l'autorité du superviseur se fonde sur sa compétence […]. La compétence parle d'elle-même lorsqu'on la détient. » (Villeneuve, 1994, p. 83)

Tenir compte de la personne, de son histoire et de ses perceptions. Une façon efficace et constructive de rétroagir est d'abord de donner la parole à la stagiaire afin de chercher son point de vue et sa perception de la situation. Cela permet de s'appuyer sur ce qu'elle dit et constitue un point de départ pour ajouter, modifier, conseiller et proposer. Il est essentiel que la stagiaire précise sa pensée et prenne position la première, ce qui s'avère un geste concret d'autonomie et de prise en charge de sa part.

Établir une relation d'aide sur la base de son expertise professionnelle. La zone optimale de la relation pédagogique se situe à l'intersection entre la relation d'autorité rigide et le lien amical, ces deux pôles étant peu formatifs. L'établissement de frontières relationnelles adéquates, équilibrées à la fois avec souplesse et rigueur, permet, durant la supervision, le partage sur le vécu des débuts, des essais et des erreurs. Cela amène aussi la stagiaire à se rendre compte de l'occasion qui lui est fournie d'apprendre en contextualisant ses expériences.

Éviter les jugements de valeur. Lorsqu'on désire donner son opinion, des expressions telles que « je pense » ou « il me semble » sont plus pertinentes que des paroles de jugement. Car juger, c'est trancher par une formule définitive dans laquelle l'autre ne peut facilement percevoir son droit de parole. La préceptrice désire plutôt démontrer qu'elle comprend la stagiaire et tente de l'accompagner dans ses expériences de stage tout en maintenant des balises propices à l'apprentissage.

S'assurer régulièrement de la compréhension de la stagiaire. Chez l'humain, le vocabulaire et la façon de s'exprimer ne sont pas universels. Le fait de vérifier ce que la stagiaire a compris représente une stratégie gagnante et évite des interprétations malheureuses. De plus, il est important de vérifier si la stagiaire s'approprie les propos de la discussion et comment elle prévoit agir à la suite de cette rétroaction. Voici quelques suggestions : « Tu vois ce que je veux dire ? » « Qu'est-ce que tu en comprends ? » « Qu'as-tu retenu de cette situation ? » « Es-tu d'accord avec ça ? » « Qu'en penses-tu ? »

Vous accueillez Virginie, une stagiaire, depuis une semaine. Dans le centre de réadaptation pour personnes âgées où vous exercez votre profession d'infirmière depuis plusieurs années, les clients sont pris en charge à la suite d'une chute à domicile. Le but premier de vos interventions est de leur redonner confiance en eux afin qu'ils puissent vaincre leurs peurs. Le programme de réadaptation est axé sur des activités de détente et de danse afin de favoriser un meilleur contrôle de l'équilibre et un retour de la confiance en soi. Chaque jour de stage semble ennuyer Virginie malgré le professionnalisme et la gentillesse de l'équipe de soins. Elle s'en prend au froid d'un hiver long et à l'ambiance du centre de réadaptation. Virginie s'investit peu, ne fait que le strict minimum et ne démontre pas d'enthousiasme envers les clients.

Le questionnement

Que pouvez-vous faire devant ce manque d'intérêt de Virginie?

Les éléments de réflexion

Dans un premier temps, vous pouvez chercher à déterminer les besoins de la stagiaire dans cette situation. Quelle est votre impression? Aime-t-elle ce milieu ou non? Que pense-t-elle de la situation? Éprouve-t-elle le besoin d'être soutenue (volet relationnel)? D'être recadrée dans ses apprentissages (volet pédagogique)? Ou plutôt désire-t-elle un soutien de nature plus organisationnelle (volet administratif)?

Puisqu'il est difficile pour la stagiaire d'être en processus positif d'apprentissage lorsqu'elle doit faire face à une difficulté émotive, votre objectif est de maintenir le lien de confiance avec la stagiaire et la remettre en contact avec ses forces. La rétroaction permet de la questionner rapidement et d'obtenir son opinion sur la situation. De plus, cela vous permet de constater son degré d'autocritique: est-elle consciente de son absence d'intérêt et d'implication? Choisissant assez rapidement un moment et un contexte adéquats, vous lui demandez: «D'après toi, comment dirais-tu que le stage se déroule?» ou encore «Que penses-tu de ton stage, jusqu'à maintenant?»

Les réflexions proposées si la stagiaire est consciente de ses difficultés

Comment réagit-elle à cette situation, de façon défensive ou en démontrant de l'ouverture? Comment explique-t-elle son absence d'implication? Comment pourrait-elle agir autrement d'ici la fin du stage? Il est important d'indiquer de façon concrète vos attentes en lien avec

---

1. Consultez en lectures complémentaires pour cette mise en situation, G. Boutin et L. Camaraire (2001, p. 71-73) et L. Villeneuve (1994, chapitres 4 et 5).

les objectifs d'apprentissage en vous reportant à la grille d'évaluation. Par ses réponses, la stagiaire vous donnera sans doute des pistes d'interventions pédagogiques intéressantes à nuancer, à ajuster et à mettre en application dans le meilleur des cas.

Les réflexions proposées si la stagiaire n'est pas consciente de ses difficultés

Vous partagez avec elle vos impressions. Vous lui avouez votre inquiétude par rapport à l'atteinte de certains objectifs et lui faites part de ce que vous avez remarqué, en nommant des faits. Par exemple : «Je ne suis pas satisfaite de…», «Je suis inquiète en ce qui concerne tes connaissances théoriques sur les pathologies et les médicaments. Les trois fois où je t'ai interrogée, tu n'as pas réussi à me répondre.» Posez des questions de clarification telles que «As-tu remarqué que…?» ou encore, ajoutez vos propres observations : «Moi, j'ai remarqué que…» Vous lui indiquez clairement les effets possibles sur son évaluation ainsi que vos attentes à l'avenir. Il est important que le message soit clair et qu'elle participe activement à la mise en place des actions pour améliorer la situation : «Que vas-tu faire maintenant pour améliorer la situation?»

Vous l'accompagnez ainsi dans son apprentissage à partir de son vécu. Généralement, cette façon de faire est plus efficace que le fait d'expliquer, car les solutions viennent de la stagiaire elle-même. Voici quelques principes de base à retenir lorsque vous rencontrez la stagiaire. Ils sont inspirés de Ménard (1996) et de Villeneuve (1994).

Créer un climat d'ouverture. Recueillir des impressions globales de la stagiaire en lui donnant d'abord la parole.

Définir clairement l'objet de discussion. Tenter de définir un à deux points essentiels en lien avec les objectifs poursuivis plutôt que de parler de tout en même temps.

Faire le bilan de ses forces et de ses faiblesses. Conclure d'abord sur ce qui fonctionne bien et, ensuite, sur les difficultés et leurs causes.

Lui demander de tirer des conclusions pour sa pratique future et commenter ses conclusions. Demander à la stagiaire de se prononcer sur ce qu'elle pourrait faire à l'avenir et en quoi cela lui serait utile en d'autres circonstances. Résumer, ajouter votre point de vue. Donnez-vous des échéances, si nécessaire.

Mise en situation 2
La stagiaire non coopérative encline aux erreurs[2]

Vous trouvez stressant d'accompagner Sylvie, une stagiaire qui exécute certaines méthodes de soins pour la première fois. Vous hésitez, puis faites confiance, observez la cliente pour voir sa réaction, qui semble positive. La plupart du temps, l'intervention se termine bien, mais votre dernière expérience s'est avérée insatisfaisante. Hier, Sylvie a raté deux fois la ponction veineuse d'une personne, pourtant facile à piquer. Vous avez décidé d'intervenir vous-même, par respect pour la cliente. Sylvie, frustrée, a dit devant celle-ci, sur un ton empreint d'impatience : « Si nous n'étions pas si pressées, j'aurais pu réussir ! » Vous êtes vraiment étonnée d'une telle réaction de sa part.

Le questionnement

Comment pouvez-vous aborder la question avec Sylvie sur ce comportement inacceptable ? De quelle manière allez-vous favoriser l'apprentissage d'une meilleure attitude chez elle ? Comment intervenez-vous auprès de la cliente qui a été témoin de cette situation ?

Les éléments de réflexion

Dans la plupart des situations, la préceptrice demeure centrée sur les besoins d'apprentissage de la stagiaire dans la mesure où cette dernière fait preuve d'un comportement raisonnable et mature. Il arrive cependant que dans certaines circonstances, vous deviez manifester votre inconfort ou votre mécontentement à une stagiaire. Assurez-vous au préalable de la questionner suffisamment pour bien saisir sa réaction, car ce type de réaction est parfois dû au stress intense provoqué par un sentiment d'échec personnel que vit la stagiaire ou par des situations personnelles hors contexte. Si vous constatez que la réaction de Sylvie est inadéquate ou encore disproportionnée, il est nécessaire de lui en faire part d'une façon claire et univoque, sans la blâmer, puis d'attendre sa réaction. Sa réponse vous permettra de constater son degré d'autocritique et sa capacité d'adaptation à un échec ponctuel.

Dans la majorité des situations, les stagiaires désirent s'améliorer et admettent assez rapidement leurs limites. Dans ce cas, prenez le soin de nommer vos attentes clairement et de faire le lien avec les objectifs de la grille d'évaluation. Par contre, si Sylvie persiste dans sa réaction négative, vous pouvez reporter votre discussion pour la laisser réfléchir un moment. Ce moment vous permet de prendre, vous aussi, un peu de recul.

Vous disposez de trois ressources utiles : la grille d'évaluation, le code de conduite et la professeure responsable du stage. La grille d'évaluation et le code de conduite donnent des balises de nature différente (objectifs à atteindre, comportements professionnels). La professeure peut vous aider à vous situer par rapport à l'ensemble de la situation. Pour ce qui est de la cliente, il vous appartient de juger si un retour avec elle sur la situation est nécessaire, de voir si elle se sent mal à l'aise par rapport à ce qui s'est passé ou lésée dans ses droits.

---

2. Consultez en lectures complémentaires pour cette mise en situation, G. Boutin et L. Camaraire (2001, p. 64-71) et L. Villeneuve (1994, p. 95-101).

Mise en situation 3
La stagiaire qui prolonge sa journée de stage[3]

Vous supervisez Magalie dans un service de chirurgie depuis trois semaines. La relation de collaboration entre l'équipe et Magalie s'est développée d'une façon constructive. Son stage se déroule très bien. Il est 16 h 10. La journée se termine, le rapport est remis, et vous vous apprêtez à partir. Magalie vous demande la permission de rester après la fin du quart de travail pour continuer à lire les dossiers de ses clients. Elle vous promet de s'installer dans un coin, d'être discrète, de ne pas déranger les infirmières de soir et de ne pas intervenir auprès des clients.

Le questionnement

Que pourriez-vous lui répondre? Est-ce préférable de refuser ou d'accepter? Quels sont les éléments dont vous devez tenir compte pour prendre votre décision? Est-il nécessaire de justifier un refus de votre part à la stagiaire?

Les éléments de réflexion

La réaction spontanée de certaines préceptrices est de répondre par la négative. La présence de la stagiaire dans le service pendant leur absence pourrait susciter leur inquiétude à plusieurs égards, car elles se sentent responsables de celle-ci. Au contraire, certaines autres préceptrices acquiescent volontiers à la demande de l'étudiante, car elles ne voient pas de raisons de refuser. Les deux réactions sont justifiables. En effet, la préceptrice endosse la responsabilité des actions de la stagiaire lorsqu'elle l'encadre étant donné que celle-ci a besoin de supervision pour intervenir auprès des clients. Où vous situez-vous avec Magalie? Vous pouvez vous poser les questions suivantes: «Magalie va-t-elle déranger le personnel? Accomplira-t-elle des actes sans supervision? Prendra-t-elle des risques inutiles? Pourquoi la laisserait-on déborder l'horaire fixé, sa journée est terminée? Risque-t-elle de prendre de mauvaises habitudes en prolongeant sa journée de travail? Est-ce que je lui fais confiance?» Vous ne souhaitez pas partir dans cet état d'inquiétude.

La priorité pour la préceptrice est de comprendre le sens de la demande de la stagiaire: qu'exprime-t-elle par son désir de rester? Fait-elle preuve de saine curiosité et exprime-t-elle sa motivation à apprendre? Se cherche-t-elle un moment de lecture libre sans contrainte? Cherche-t-elle à compenser sa lenteur? Cette réaction se répète-t-elle tous les soirs, la stagiaire ne parvenant pas à boucler sa tâche quotidienne correctement? Déborde-t-elle souvent l'horaire fixé? Un échange avec Magalie vous permettra de répondre à vos interrogations. Par exemple, vous pouvez commencer la discussion en lui demandant: «Qu'est-ce qui t'amène à prolonger ta journée?» Vous pouvez aussi partager vos inquiétudes avec elle: «Je crains que tu prennes de mauvaises habitudes en prolongeant tes journées» ou encore «Je suis préoccupée par le fait que tu pourrais avoir des contacts avec les clients ou que tu pourrais déranger le personnel de soir.» Une entente claire, basée sur la confiance, vous prémunit contre des problèmes potentiels.

---

3. Consultez en lecture complémentaire pour cette mise en situation, G. Boutin et L. Camaraire (2001, p. 41-46).

Dans le cas où la demande de Magalie est appropriée, en ce sens qu'elle exprime de la motivation et une saine curiosité, il est possible d'y acquiescer tout en fixant des limites claires à la stagiaire. Par exemple, vous demandez à Magalie d'éviter tout contact avec les clients et le personnel de soir. Le fait d'accéder à sa demande, lorsque c'est possible, représente un compromis valable pour la stagiaire. Pourquoi serait-il nécessaire de réprimer une curiosité saine et constructive?

Dans le cas où Magalie n'effectue pas son travail quotidien et que cette demande est répétitive, une rencontre formative serait alors de mise pour clarifier cet aspect.

Mise en situation 4
La stagiaire motivée mais encline aux erreurs[4]

Colette est une stagiaire motivée, mais qui ne cesse de commettre la même erreur. Vous vous demandez comment vous y prendre pour que Colette comprenne ses erreurs répétitives lorsqu'elle rédige les notes au dossier. Vous ne voulez plus entendre Colette s'excuser et s'expliquer comme elle le fait quotidiennement depuis le début du stage. Vous avez répété les consignes, mais les notes d'observation demeurent incomplètes et comportent des jugements de valeur. De plus, l'orthographe laisse grandement à désirer ainsi que la lisibilité. Vous avez fait plus d'une remarque à Colette à cet égard car, selon vous, cet aspect du travail de l'infirmière ne peut être négligé étant donné les composantes légales essentielles qui s'y rattachent. Vous commencez à remettre en question votre capacité d'aider Colette pour cet aspect du stage. Vous vous sentez incompétente et vous vous dites intérieurement que si Colette n'apprend pas, c'est un peu votre faute. Vous décidez alors d'en discuter avec la professeure responsable du stage.

Le questionnement

De quels moyens concrets disposez-vous pour que Colette cesse de répéter l'erreur tout en maintenant un climat de confiance sur le plan de la relation pédagogique?

Les éléments de réflexion

Dans un premier temps, vous pouvez d'abord déterminer quels sont les besoins de Colette dans cette situation. Comprend-elle réellement ses erreurs répétitives et leur portée légale?

---

4. Consultez en lectures complémentaires pour cette mise en situation, G. Boutin et L. Camaraire (2001, p. 45- 48) et L. Villeneuve (1994, p. 95-101).

A-t-elle besoin d'être poussée dans ses apprentissages ? D'être soutenue affectivement ? D'être confrontée ?

Puisqu'il est difficile pour la stagiaire d'être en processus positif d'apprentissage lorsqu'elle éprouve une difficulté émotive, votre objectif est d'assurer le maintien de la relation de confiance avec elle et de la remettre sur la voie de ses forces. La rétroaction vous permet de la questionner rapidement et d'obtenir son opinion sur la situation tout en maintenant le lien de confiance. Cela vous permet de savoir où elle se situe et de constater son degré d'autocritique : a-t-elle constaté sa difficulté ? Qu'en pense-t-elle ? Comment réagit-elle à cette difficulté : de façon ouverte ou défensive ? Que peut-elle faire pour s'améliorer ?

Les réflexions proposées si la stagiaire est consciente de ses difficultés

Comment perçoit-elle ses difficultés ? Comment explique-t-elle ses erreurs répétitives qu'elle ne parvient pas à corriger ? Comment pourrait-elle agir autrement d'ici la fin du stage ? Encore une fois, le fait d'indiquer de façon concrète les attentes de ce stage, en lien avec les objectifs d'apprentissage, amène la stagiaire et la préceptrice à se situer par rapport aux progrès attendus. Par ses réponses, Colette vous donnera sans doute des pistes d'interventions pédagogiques à mettre en application dans les prochains jours.

Les réflexions proposées si la stagiaire n'est pas consciente de ses difficultés

Vous partagez avec elle vos impressions. Vous pouvez lui exprimer votre inquiétude par rapport à l'atteinte de certains objectifs et lui faire part des faits que vous avez remarqués. Par exemple : « Que se passe-t-il à propos de tes notes d'évolution ? », ou « Je ne suis pas satisfaite de ces aspects de tes notes (préciser les aspects) », ou « Je ne comprends pas ce qui se passe en ce qui concerne tes notes d'évolution. Sur les quatre jours de rédaction de notes, je ne vois pas de progression et je remarque la répétition des mêmes erreurs ; que se passe-t-il ? » Posez des questions de clarification telles que « As-tu remarqué que… ? » ou encore, ajoutez vos propres observations « Moi, j'ai remarqué que… ». Vous avez ainsi le loisir de compléter l'apprentissage à partir de son vécu. Généralement, cette façon de faire est plus efficace que le fait d'expliquer.

Vous lui indiquez clairement les effets possibles sur son évaluation ainsi que vos attentes à l'avenir. Il est important que le message soit clair et qu'elle participe activement à la mise en place des actions pour améliorer la situation : « Je m'attends à une progression nette d'ici la fin de la semaine pour l'orthographe, la précision et la synthèse de tes notes d'évolution » ou encore « Que prévois-tu faire maintenant pour améliorer la situation ? » Dans un contexte où vous constatez le risque que les objectifs ne soient pas atteints et compte tenu du fait que vous êtes responsable de l'évaluation, il sera même souvent utile de déclencher le signal d'alarme en ajoutant des commentaires aussi précis que « Si je ne vois pas de progrès d'ici la fin de la semaine, tu cours le risque de rater cet objectif-là ». Il est entendu que de telles situations nécessitent la collaboration de l'équipe soignante.

CONCLUSION

La rétroaction a été expliquée, puis appliquée dans des mises en situation fréquentes au cours de stages en sciences infirmières. Chaque préceptrice doit développer ses propres façons de réagir par rapport aux diverses expériences qui se présentent à elle en stage, équiper graduellement son coffre à outils personnel. Cependant, les règles de base restent toujours les mêmes, à savoir la relation de confiance à créer et à entretenir avec la stagiaire, la communication des sentiments, des attentes et des observations de la part de la stagiaire et de la préceptrice, les mises au point parfois nécessaires, la volonté d'en arriver à un terrain d'entente toujours dans la perspective de l'apprentissage de la stagiaire à l'intérieur des balises du stage et, enfin, élément crucial, la nécessité pour la stagiaire de s'investir et d'assumer ses apprentissages.

RÉFÉRENCES

Aylwin, A. (1996). «La question en question». Dans *La différence qui fait la différence ou L'art de réussir dans l'enseignement*. Montréal : AQPC, p. 46-48.

Aylwin, A. (2000). «Comment aider les élèves à se motiver?». Dans *La différence qui fait la différence ou L'art de réussir dans l'enseignement*. Montréal : AQPC, p. 79-89.

Boutin, G. et Camaraire, L. (2001). *Accueillir et encadrer un stagiaire : Guide pratique à l'usage de l'enseignant-formateur*. Montréal : Éditions Nouvelles.

Côté, É. (1984). *Le feedback aux étudiants : Principes et applications*. Québec : Service de pédagogie universitaire. Québec : Université Laval.

Fortin, J. (1993). *Penser les stages*. Montréal : Cégep du Vieux Montréal.

Fortin, N. et Laurin, J. (1993). *L'école en héritage : Instrumentation pour les enseignantes-formatrices*. Montréal : Faculté des sciences de l'éducation, Université de Montréal.

Houle, D. et Ménard, L. (1995). *La supervision des stages en soins infirmiers : Guide à l'intention des nouvelles enseignantes*. Laval : Cégep Montmorency.

Houle, D., Ménard, L. et Howe, R. (1998). «Les grilles d'observation pour évaluer les stages». *Pédagogie collégiale*, vol. 11, nº 4, p. 10-14.

Houle, D. et Therrien, D. (2005). *Gestion de situations difficiles dans un contexte de supervision clinique en sciences infirmières*. Gatineau/Saint-Jérôme : Université du Québec en Outaouais.

Langevin, D. et Bélair, L. (1995). «Les représentations des enseignants en situation de stage à l'égard de l'évaluation formative des stagiaires». *Mesure et évaluation en éducation*, vol. 17, nº 3, p. 31-60.

Laurin, J. (1993). «Une démarche de formation d'enseignantes-préceptrices centrée sur leur savoir pratique». Mémoire de maîtrise, Montréal : Université de Montréal, 161 p.

Ménard, L. (1996). *La supervision du journal de bord en stage de soins infirmiers*. Laval : Cégep Montmorency.

Ménard, L. (2005). «La supervision du journal de bord pour soutenir la réflexion en stage». Dans *Se former pour mieux superviser*, N. Rousseau (dir.). Montréal : Guérin universitaire, p. 87-101.

Villeneuve, L. (1994). *L'encadrement du stage supervisé*. Montréal : Éditions St-Martin.

Chapitre 12

Les difficultés rencontrées au cours des stages

Claire Chapados

INTRODUCTION

Malgré des conditions de travail souvent déplorables, des préceptrices acceptent d'accompagner les étudiantes en stage de formation. Il arrive cependant que certaines étudiantes n'aient pas, à notre sens, le profil souhaité pour devenir infirmières. Des lacunes importantes sont constatées sur le plan des relations interpersonnelles, du comportement, de l'apprentissage et de l'organisation de leur travail. Trop souvent, leur sens des responsabilités fait défaut, leurs interventions auprès des clients ne sont pas toujours adaptées à la situation clinique. Des infirmières expérimentées nous posent parfois des questions très directes : « Est-ce que vous faites "passer" les étudiantes en difficulté uniquement pour ne pas diminuer les effectifs ? » ou encore « Acceptez-vous n'importe qui juste pour remplir les places disponibles ? » Que répondre à de telles questions ? « Non » dans les deux cas, évidemment ! Certaines infirmières ne semblent toutefois pas convaincues de cette réponse.

Comme nous le savons, la profession d'infirmière est de plus en plus exigeante et les étudiantes, en plus du grand bagage de connaissances scientifiques approfondies et d'expériences qu'elles sont tenues d'acquérir, doivent aussi développer des habiletés pour se comporter adéquatement au cours des stages. Dans ce chapitre, nous aborderons les questions qui se posent dans le passage de l'enseignement théorique à l'enseignement pratique. Puis, nous tenterons de faire le point sur les difficultés souvent rencontrées au cours des stages, autant par les préceptrices que par les étudiantes, dans les relations interpersonnelles ou professionnelles. Enfin, nous mettrons en lumière quelques aspects importants de la profession que toute étudiante en sciences infirmières devrait connaître.

12.1 LES QUESTIONS SOULEVÉES PAR LE PASSAGE DE LA THÉORIE À LA PRATIQUE

Depuis plusieurs années, des infirmières se penchent sur une meilleure compréhension des soins infirmiers. On reconnaît l'importance de l'enseignement de la discipline infirmière pendant la formation de base ou la formation continue aux niveaux collégial et universitaire, au cours de laquelle chaque étudiante doit acquérir une vision claire de ce en quoi consistent les sciences infirmières. Cette formation se déroule, d'une part, à l'établissement d'enseignement et, d'autre part, dans divers milieux de pratique professionnelle. Même si l'intégration des deux niveaux de formation est souhaitable, on peut se demander jusqu'à quel point elle se réalise. Les milieux d'apprentissage sont bien différents des milieux d'enseignement dans leurs intentions comme dans leurs modalités formative et certificative. Existe-t-il vraiment un fossé entre ce qui est enseigné et ce qui se passe sur le terrain? L'utilisation d'un schème conceptuel ne se reflète que très peu dans la réalité malgré le fait que les modèles qui se rapportent aux systèmes communautaire et familial soient très populaires. Les notions théoriques sur la profession, sur les modèles conceptuels, répondent-elles aux besoins des infirmières lorsqu'elles se retrouvent dans les milieux de soins? Sont-elles plus importantes que le rôle qu'elles auront à assumer? Nous sommes-nous posé la question de savoir si ce que nous enseignons correspond à la réalité des milieux de pratique infirmière? Sommes-nous trop ou trop peu à l'écoute des besoins ou des difficultés des étudiantes-infirmières et des infirmières-étudiantes? Malgré tous les efforts déployés pour la réalisation d'écrits pertinents, nous traversons présentement une période de changement. L'avènement du plan thérapeutique infirmier, l'évolution de la technologie et l'intérêt pour les spécialités reconnues en sciences infirmières nous forcent donc à nous remettre en question.

12.2 LES DIFFICULTÉS RENCONTRÉES CHEZ LES STAGIAIRES ET LES ÉTUDIANTES

Plusieurs étudiantes ne peuvent pas faire une règle de trois sans calculatrice ou ont oublié que, pour diviser une fraction, il faut la multiplier. Ce sont des opérations simples dont elles auront besoin toute leur vie. Il en va de même pour la prise des signes vitaux dont la tension artérielle, l'une des premières techniques qu'elles apprennent à faire et qui se mesure en millimètres de mercure (mm Hg). Il est important de connaître aussi bien la tension systolique que la tension diastolique, car l'écart entre les deux chiffres, appelé tension différentielle, peut avoir une valeur séméiologique importante. Prendre convenablement la tension artérielle est surtout une question d'oreille. Certaines étudiantes éprouvent de la difficulté à bien l'entendre et nous en font part alors que d'autres ne le disent pas et inscrivent de faux résultats. D'autres comportements souvent observés au cours des stages peuvent causer des difficultés. Ils proviennent des étudiantes qui :

- sont capables de rester assises alors que les sonnettes d'alarme ou celles communiquant aux chambres des clients retentissent;
- sont toujours en retard et quittent leur poste à l'heure juste ou même avant en raison d'un travail ou des enfants qui sont en service de garde;

- n'avisent pas la personne responsable si elles pensent arriver en retard ;
- ne veulent pas aider le préposé aux bénéficiaires en arguant que le client n'est pas sous leur responsabilité ;
- renversent les contenants à médicaments qu'une autre infirmière a préparés sans en aviser l'infirmière responsable ;
- ne se sentent pas à l'aise dans leur milieu de stage, prétextant que la couleur des murs n'est pas à leur goût, que l'attitude du personnel est froide à leur égard, etc. ;
- portent des jugements irréversibles sur des membres du personnel ;
- transmettent l'information venant du milieu de stage à des centres extérieurs ;
- rapportent un dosage *ingesta/excréta* non fait ;
- ne reconnaissent pas leurs erreurs ;
- ne rapportent pas les incidents (erreurs de médicaments, par exemple) ;
- ne reconnaissent pas leurs difficultés ;
- se montrent supérieures à la préceptrice ;
- tentent de blâmer la préceptrice pour tout ce qui arrive ;
- font part du fait qu'elles doivent maintenir une bonne moyenne (en matière de résultats) ;
- réclament constamment les travaux écrits à effectuer et ne les remettent pas dans les délais convenus ;
- se plaignent de la préceptrice aux autres membres du personnel ;
- portent atteinte à l'intégrité de la préceptrice lorsqu'une situation n'est pas à leur goût ;
- rapportent constamment des problèmes de santé les concernant ou encore concernant un membre de leur famille ;
- ont des problèmes de personnalité, d'alcool, de drogue et de vol ;
- manifestent des comportements déviants à caractère sexuel.

À la lumière de tous ces comportements problématiques d'étudiantes, il faut se demander si le client est encore au centre de leurs préoccupations. Il est important que ces étudiantes soient conscientes que certains comportements rapportés en stage peuvent avoir des conséquences fâcheuses dans leur cheminement et que certaines fautes peuvent entraîner des conséquences irréversibles. La préceptrice est souvent (pour ne pas dire toujours) informée de ce que l'étudiante présente comme difficultés. Elle doit être capable de faire confiance à l'étudiante pour la soutenir dans ses difficultés et, si elle a besoin d'aide, mettre les mesures nécessaires en place. Il est donc essentiel pour la préceptrice de faire comprendre à l'étudiante qu'elle doit se concentrer sur son stage pour le terminer et le réussir.

Il existe aussi des difficultés de nature plus matérielle. Plusieurs étudiantes sont inscrites aux études infirmières à temps partiel, à raison de deux soirs par semaine. Les études entraînent plusieurs années d'investissement humain (le gardiennage pour les enfants, la fatigue, les travaux à domicile). De nombreuses étudiantes occupent également un emploi pour subvenir aux besoins de leur famille. Il peut même arriver que certaines d'entre elles ne puissent acheter les livres obligatoires pour leurs études en raison de difficultés financières.

12.3 LES DIFFICULTÉS DE LA RELATION ÉTUDIANTE/PRÉCEPTRICE

Dans le cadre de leur stage, les étudiantes sont en interaction constante avec les préceptrices et tendent à développer avec elles des relations amicales, ce qui place ces dernières dans une situation délicate au moment de l'évaluation. Même si la préceptrice est la personne la mieux placée pour relever les faits réels, elle ne mentionne pas nécessairement les difficultés éprouvées par les étudiantes au moment des évaluations, en raison de sa peur de subir des représailles ou d'être l'objet de harcèlement, situations devenues courantes de nos jours. Il faut toutefois se rappeler que l'évaluation est une part importante du travail de supervision, et les infirmières-préceptrices subissent fréquemment une forte tension entre leur pouvoir de contrôle et leur pouvoir de confiance dans la pratique du suivi de l'étudiante. Les étudiantes ont souvent tendance, lorsqu'elles éprouvent des difficultés, à blâmer les préceptrices. Elles émettent plusieurs commentaires négatifs souvent reliés à la méthode pédagogique, à la disponibilité des ressources et autres raisons qu'elles considèrent comme pertinentes. D'autres étudiantes font preuve de beaucoup d'audace en remettant en question la compétence d'une préceptrice et, de ce fait, exercent une mauvaise influence sur les autres étudiantes.

Nous savons toutes qu'il faut du temps pour bâtir une réputation, et quelques instants suffisent pour la détruire. La préceptrice doit-elle succomber à un tel chantage ? Si on se place maintenant du côté de la préceptrice, quels droits possède-t-elle ? Souhaite-t-elle témoigner contre une stagiaire qui éprouve des difficultés sur divers plans ?

L'infirmière-préceptrice, comme tous les membres de cette profession, a des règles à respecter et l'obligation de protéger le public. Même si l'étudiante est une collègue parce qu'elle a travaillé dans la même unité comme préposée aux bénéficiaires pendant ses études, ou encore qu'elle est déjà infirmière et inscrite dans un programme universitaire dans l'intention de se recycler, de trouver un nouvel emploi, démontrant ainsi ses ambitions professionnelles, il est important que la professionnelle de la santé demeure à l'affût de ce qui se passe. Toute situation problématique, s'il y a lieu, doit l'alerter. Quelle est la part de responsabilité de la personne qui supervise et celle de l'institution de formation devant une candidate qui éprouve des difficultés dans son fonctionnement ou sur d'autres plans ?

12.4 LES ASPECTS DE LA PROFESSION QUE LES ÉTUDIANTES DOIVENT CONNAÎTRE

Plusieurs étudiantes croient qu'en décrochant un diplôme universitaire, elles pourront obtenir un poste d'autorité. Elles trouvent étonnant que le fait de porter le titre d'infirmière-bachelière s'accompagne de la présence de bassins, de crachats, de souffrance, de sang, de râles, de gémissements et même d'avoir à affronter la mort des clients. Il est surprenant de constater que plusieurs étudiantes ne sont pas à l'aise avec tout cela ! Elles ignorent également que cette profession comporte de grandes responsabilités. Une infirmière, de dix ans de service ou sortant de l'école, doit toujours pouvoir faire face à toutes les situations. Évidemment, la capacité de gérer et de régler toutes situations vient avec l'expérience.

De plus, il faut que les étudiantes sachent qu'elles devront faire du service de soirée, de nuit et de fins de semaine. Elles devront travailler pendant les jours fériés. Au moment des stages, les étudiantes sont souvent déçues d'être jumelées à une préceptrice qui travaille le soir, la nuit et une fin de semaine sur deux. Elles préféreraient travailler de jour alors que les activités sont nombreuses et diversifiées et qu'il y a beaucoup plus de personnel. De plus, elles revendiquent un stage de jour du fait qu'elles travaillent déjà une fin de semaine sur deux et qu'elles ont d'autres activités le soir. C'est souvent à ce moment que l'étudiante remet en cause son choix de programme et de carrière. Elle perçoit un décalage entre la profession envisagée pendant les études et celle qui existe concrètement. Elle doit apprendre à faire la distinction entre une compagnie d'assurances ou un bureau d'affaires qui offrent des services de 8 heures à 17 heures, du lundi au vendredi, et un établissement de santé comme l'hôpital, où les soins sont offerts vingt-quatre heures sur vingt-quatre. De plus, elle constatera que la reconnaissance salariale de la profession n'est pas toujours à la hauteur de la qualification exigée pour exercer cette profession.

Il en est de même pour la formation des infirmières-praticiennes spécialisées. Même si des actes médicaux leur ont été reconnus, elles demeurent avant tout infirmières. Elles ne sont pas des «demi-médecins», mais bien des infirmières à part entière et elles doivent évoluer et s'épanouir dans une pratique infirmière avancée. Avant de s'engager dans des études d'infirmière-praticienne spécialisée, la candidate devrait posséder, au départ, une bonne expertise d'infirmière. Comme le dit Carpenito (2002), ce n'est malheureusement pas toujours le cas, même aux États-Unis, puisqu'on admet des infirmières inexpérimentées dans ces programmes.

Le travail occupe une part importante de la vie des travailleurs. Il est donc regrettable de faire son métier à contrecœur ou de le subir. Ce que l'infirmière fait, bien sûr, quelqu'un d'autre pourrait le faire, mais ce qui est certain, c'est qu'elle fait quelque chose pour quelqu'un. N'importe quelle personne capable d'exercer un métier tant intellectuel que manuel peut s'inscrire à une formation d'infirmière, mais elle ne pourra peut-être pas exercer longtemps cette profession, car le service de soins exige un tempérament bien particulier. Le client est une personne qui a besoin de respect. Il est un être humain à part entière et non pas seulement une courbe de température, un électrocardiogramme, un appareil à hémodialyse, un tube nasogastrique ou une analyse sanguine.

Compte tenu de toutes ces considérations, il faut donc que l'étudiante réfléchisse à ce qui l'incite à s'inscrire dans un programme de sciences infirmières. Elle devrait aborder la profession sans a priori, sans s'attarder sur les aspects négatifs, positifs ou serviles de son rôle. Elle doit y croire et savoir qu'elle sera utile. Elle doit aussi éprouver du plaisir à exécuter les tâches reliées à l'exercice de la profession. Il lui faut de la maturité, dirons-nous? Oui, et un grand sens des responsabilités ainsi qu'un bon jugement clinique. La profession d'infirmière est une profession en évolution constante qui offre un éventail intéressant de possibilités de carrières valorisantes et passionnantes.

Dans le but d'éclairer l'étudiante en soins infirmiers, l'Ordre des infirmières et infirmiers du Québec (2005a) a publié un document qui illustre les étapes qu'elle doit franchir tout au cours de son cheminement scolaire, et ce, jusqu'à son inscription au tableau de l'Ordre. De plus, le Comité jeunesse de l'OIIQ (2005b) a produit un document à l'intention des jeunes infirmières et infirmiers afin de les soutenir dans leur pratique quotidienne.

CONCLUSION

Il s'avère essentiel que les stages se déroulent dans un contexte de respect mutuel où chacune accepte l'autre. Il ne doit pas y avoir d'étudiantes qui ne satisfont pas les exigences du programme de formation. Dans la profession infirmière, on doit fonctionner adéquatement, et ce, même sous supervision. On ne doit rien faire à peu près, car les responsabilités de nos actions et décisions cliniques sont trop importantes pour qu'on laisse place à l'essai et à l'erreur. La préceptrice ne doit pas accorder la note de passage à une étudiante trop faible par simple générosité ou en raison de la pénurie de main-d'œuvre dans cette profession. On ne peut pas se permettre, dans le but de préserver une candidate, de faire courir des risques aux clients.

RÉFÉRENCES

Carpenito, L. J. (2002). «Les soins infirmiers et la pratique avancée». *L'infirmière du Québec*, vol. 9, nº 3, p. 14-17.

Ordre des infirmières et infirmiers du Québec (2005a). *Parcours à suivre pour accéder à la profession infirmière*. Québec : Ordre des infirmières et infirmiers du Québec.

Ordre des infirmières et infirmiers du Québec (2005b). *PRN : Comprendre pour intervenir. Guide d'évaluation, de surveillance clinique et d'interventions infirmières*. Montréal : OIIQ, Comité Jeunesse.

Chapitre 13

La supervision du journal de bord pour soutenir la réflexion en stage

Louise Ménard

INTRODUCTION

L'écriture du journal de bord constitue un moyen privilégié pour favoriser la réflexion sur la pratique et l'apprentissage de l'étudiante en stage. L'analyse réflexive demeure cependant une activité complexe qui nécessite généralement la présence attentive et continue de la préceptrice. Pour soutenir cette activité, la préceptrice doit tout d'abord établir une relation de confiance avec la stagiaire, puis offrir des modalités d'encadrement souples ainsi qu'une rétroaction écrite signifiante à l'intérieur du journal de bord.

Dans la réalité, cependant, la préceptrice n'est pas toujours pleinement préparée à assumer la supervision du journal de bord, qui est souvent laissée à sa discrétion. À notre avis, la préceptrice devrait jouer un rôle de premier plan dans cette activité de formation, car c'est elle qui est présente dans le quotidien de la stagiaire et qui a l'occasion de saisir des éléments de sa pratique qui sont de nature à susciter la réflexion.

Dans ce chapitre, nous tenterons d'abord de cerner ce que les auteurs entendent par la réflexion sur la pratique, puis nous situerons l'utilisation et la supervision du journal de bord telles qu'elles sont présentées dans les écrits scientifiques en sciences infirmières et en formation des maîtres. Nous décrirons ensuite les conditions dans lesquelles s'exerce une supervision efficace du journal de bord et nous terminerons par une réflexion sur l'évaluation de celui-ci.

13.1 L'IMPORTANCE DE LA RÉFLEXION SUR LA PRATIQUE

Les défis auxquels les cliniciennes doivent faire face quotidiennement nous obligent à mettre en place une formation pratique qui permettra aux stagiaires de développer leurs habiletés d'analyse et de résolution de problèmes (Mallik, 1998; Craft, 2005). Pour développer ces habiletés, il est très fréquent que les superviseures de stages demandent aux étudiantes de rédiger un journal de bord (Andrews, 1998). Elles reconnaissent en effet que les stages représentent une expérience d'apprentissage signifiante lorsqu'ils permettent à l'étudiante de réfléchir sur sa pratique et de s'engager activement dans la construction de ses savoirs. L'écriture du journal de bord constitue un moyen privilégié pour atteindre ces buts (Boud, 2001; Craft, 2005; Paré, 1984). Mais on peut en premier lieu se demander pourquoi il est important de réfléchir sur sa pratique.

La réflexion sur l'expérience, d'abord traitée dans les écrits en formation des maîtres, est considérée aujourd'hui comme essentielle à l'apprentissage en sciences infirmières (Mallik, 1998; Heath, 1998). Dewey (1933) parle de réflexion sur l'expérience dès ses premières publications. Il définit la réflexion comme étant *« the active, persistent and careful consideration of any belief or supposed form of knowledge in the light of grounds that support it and the further conclusions to which it tends »* (p. 7). En 1984, Kolb propose un modèle mettant l'accent sur le rôle que l'expérience joue dans le processus d'apprentissage et réintroduit la notion de réflexion. Il affirme que l'apprenant, pour être efficace, doit développer quatre habiletés correspondantes aux quatre étapes de son modèle d'apprentissage expérientiel: l'habileté à vivre une expérience concrète, l'habileté à observer de façon réflexive, l'habileté à abstraire les concepts et l'habileté à expérimenter de façon active. L'observation réflexive consiste à faire des observations sur l'expérience et à réfléchir à leur signification en prenant en compte différents points de vue. Schön (1987) s'inscrit dans le même paradigme que Kolb. Il affirme que c'est l'action ainsi que la réflexion durant l'action qui permettent aux professionnels de construire le savoir nécessaire à une pratique compétente; c'est ainsi qu'ils peuvent ajuster leur pratique aux situations inhabituelles ou problématiques qu'ils rencontrent. Le praticien réflexif n'a pas de modèles de réponses rigides; lorsque la situation l'exige, il cherche une nouvelle solution, tout en tenant compte de ses expériences passées.

En sciences infirmières, en plus de se référer aux modèles de Kolb (1976) et aux écrits de Schön (1987), les chercheuses s'appuient fréquemment sur le modèle de Mezirow (1981). L'auteure, issue du domaine des sciences infirmières, affirme qu'il existe sept niveaux de réflexivité de plus en plus complexes: la réflexion, la réflexion affective, la réflexion discriminante, la réflexion impliquant un jugement, la réflexion conceptuelle, la réflexion psychique et la réflexion théorique. Selon elle, la réflexion n'est pas uniquement cognitive, mais elle est aussi affective, culturelle, et politique.

D'après Boud, Keogh et Walker (1985), on présume souvent, durant les activités d'apprentissage, que les étudiants réfléchissent tout naturellement sur leurs expériences. Pourtant, ces chercheurs affirment que la dimension de l'apprentissage expérientiel pour laquelle les étudiants tendent à être les plus déficients est la réflexion, alors qu'elle devrait être présente à toutes les étapes : au début, pour anticiper l'expérience ; pendant, pour gérer les informations reçues et les stimuli, ainsi que pour faire face aux émotions et sentiments qui influencent la perception que possède la personne de son apprentissage ; après, pour consolider l'apprentissage, c'est-à-dire donner du sens aux nouvelles idées et aux informations reçues.

C'est dans le but de stimuler cette réflexion durant et après l'expérience que l'on propose aux étudiantes différents moyens, dont la rédaction du journal de bord.

13.2 L'IMPORTANCE DU JOURNAL DE BORD

Plusieurs auteurs rendent compte des possibilités qu'offre l'écriture du journal de bord (Boud, 2001 ; Paré 1984). D'après Yinger et Clark (1981), l'écriture réflexive du journal de bord, en raison de sa concentration sur les pensées personnelles, les sentiments et les réflexions de l'apprenante, place la rédactrice en position d'apprendre au moins cinq choses importantes sur elle-même : ce qu'elle sait, ce qu'elle ressent, ce qu'elle fait, comment elle le fait et pourquoi elle le fait. Emig (1977) ajoute que la permanence de l'écriture joue un rôle important, car ce qui est écrit est disponible maintenant et plus tard. Nous croyons également qu'en donnant à l'étudiante la possibilité de formuler son expérience de la réalité puis de la réexaminer et d'y réfléchir, l'écriture lui permet de mieux comprendre cette expérience et de la dépasser au besoin.

Si on examine les recherches effectuées en sciences infirmières, on s'aperçoit que plusieurs auteurs se sont intéressés à explorer les modalités de rédaction et de supervision du journal de bord. Tous les écrits ne concernent pas l'expérience des étudiantes en stage. En effet, plusieurs rendent compte de l'utilisation du journal en salle de classe (Bush, 1999 ; Durgahee, 1998) ou traitent des bénéfices que retire l'enseignante à rédiger son propre journal de bord (Bush, 1999 ; Andrews, 1998).

En ce qui concerne l'expérience des étudiantes en stage, Allen, Bowers et Diekelmann (1989), partant du constat que les stagiaires ont de la difficulté à considérer différents points de vue lorsqu'elles analysent une situation et prennent une décision, leur demandent d'écrire en tenant compte du client, de sa famille et de son environnement. Diekelmann (2003) rapporte un point de vue semblable lorsqu'elle évoque le fait qu'il est important que l'enseignante amène les étudiantes qui rédigent ce qu'elle nomme un *thinking-in-action journaling* à considérer d'autres perspectives pour les encourager à analyser les situations avec un esprit ouvert. Bennet et Kinghan (1993), pour leur part, incitent l'étudiante à rédiger un journal qui est centré sur elle-même et qui favorise la création de liens théorie-pratique. Pour ce faire, elles suggèrent aux stagiaires de rédiger un journal semi-structuré dont les questions à répondre sont basées sur le modèle de l'apprentissage expérientiel. Les auteures disent avoir été étonnées par la capacité d'introspection et d'analyse des 28 stagiaires qui ont rédigé leur journal durant 6 mois. Baker (1996), qui partage les mêmes préoccupations que Bennet et Kinghan, propose également aux stagiaires de rédiger un journal structuré à partir du modèle de l'apprentissage expérientiel. Il suggère un encadrement souple et des commentaires qui encouragent les étudiantes à approfondir leurs pensées et qui leur évitent de porter tout jugement. Cowles, Strickland et Rogers (2001) arguent que les étudiantes éprouvent de la difficulté, dans le journal de type traditionnel, à analyser dans quelle mesure et de quelle manière leur expérience leur permet d'atteindre les objectifs du stage. Elles proposent alors de faire rédiger un journal à double entrée : observation/analyse. Aux yeux des auteures, cette modalité s'est avérée efficace.

Kobert (1995) ainsi que Zimmerman et Phillips (2000), pour leur part, abordent différemment le rôle que peut jouer le journal de bord dans la formation infirmière. Elles croient que le *caring* devrait être au cœur de la profession infirmière et que le journal de bord constitue une stratégie permettant à l'étudiante de découvrir l'essence des soins infirmiers. D'après ces auteures, écrire au sujet des événements quotidiens et de ses sentiments permet à l'étudiante de donner une forme et un sens à la diversité de son vécu, de faire des liens et de développer sa capacité à penser de façon critique. Les choses se clarifient pour elle et cela lui permet alors de regarder, avec plus d'objectivité, son rôle et ses activités dans le contexte de sa pratique. Kobert (1995) ajoute que la rédaction du journal facilite l'évaluation formative en favorisant l'autoévaluation des étudiantes et en donnant à l'enseignante une vision d'ensemble de l'expérience de stage de ses étudiantes ; ce qui lui permet de choisir, pour l'avenir, des expériences d'apprentissage plus signifiantes. Cette auteure rappelle cependant que la valeur même de l'exercice peut être compromise par la crainte ou l'incapacité des étudiantes à explorer et à partager l'intimité de leur expérience avec l'autre ; surtout si l'autre est une figure d'autorité qui évalue la performance des expériences sur lesquelles elle suggère aux étudiantes de se révéler.

Pour leur part, Jensen et Joy (2005), en s'appuyant sur le modèle de Mezirow (1981), demandent à leurs étudiantes de compléter leur journal de bord à trois reprises. Les auteurs constatent que le niveau de réflexivité des étudiantes demeure peu élevé. Elles concluent que pour élever ce niveau, il faudrait que l'enseignante encadre davantage les stagiaires, les encourage dans le processus de réflexion et leur donne de la rétroaction.

Toutes ces recherches donnent des indications claires sur l'importance de l'interaction entre la superviseure et la stagiaire dans le journal de bord. Elles expliquent qu'il ne suffit pas de faire écrire les stagiaires pour qu'elles réfléchissent à leur expérience. L'analyse réflexive est une activité complexe qui nécessite la présence attentive et continue d'un superviseur. Paré *et al.* (1982) mentionnent à cet effet : « Nous avons pris conscience que seule une démarche suivie, fortement encadrée, amenant l'implication personnelle des responsables, pouvait assurer la réussite dans l'utilisation de cet outil » (p. 111). Mallik (1998) et Craft (2005) notent que les auteurs ne s'entendent cependant pas sur les bénéfices de faire rédiger un journal structuré ou non structuré, du temps à allouer à l'exercice et de l'utilisation du journal à des fins évaluatives.

13.3 LA SUPERVISION DU JOURNAL DE BORD

C'est en nous référant à nos recherches (Ménard, 1990a, 1990b, 1997) et expériences de même qu'aux écrits les plus récents sur le sujet (Craft, 2005 ; Jensen et Joy, 2005) que nous abordons la supervision du journal de bord en stage et que nous présentons des principes d'utilisation qui nous paraissent incontournables pour favoriser la réflexion sur la pratique. Nous ferons cette présentation en répondant aux trois questions suivantes : quel contexte soutient la réflexion et son expression dans le journal de bord ? Comment encadrer la rédaction du journal afin de soutenir et stimuler la démarche réflexive des stagiaires ? Quoi et comment répondre aux étudiantes dans le journal de bord afin de soutenir et stimuler leur démarche réflexive ?

Nous nous adressons aux préceptrices, car elles sont les mieux placées dans la triade stagiaire/professeure/préceptrice pour superviser le journal de bord.

13.3.1 La relation de confiance préalable à la rédaction

L'établissement de la relation de confiance avec les étudiantes en stage est en quelque sorte un préalable à l'établissement de la relation de confiance avec les étudiantes dans leur journal. Cette relation se développe lorsque la préceptrice s'engage personnellement dans sa relation avec la stagiaire, l'accepte telle qu'elle est et lui reconnaît la capacité et l'habileté de s'assumer. Cette relation favorise généralement l'évolution des étudiantes dans leur journal en les amenant à s'engager davantage dans sa rédaction et à être plus authentiques dans leurs propos sans crainte d'être jugées.

À l'opposé, la préceptrice qui n'établit pas une relation de confiance en stage risque de superviser un journal qui n'est que partiellement représentatif de la démarche d'apprentissage de son étudiante. En effet, l'étudiante risque de détourner son attention de l'apprentissage visé, davantage préoccupée par le jugement que posera la lectrice que par sa propre démarche. L'étudiante peut alors « transformer » son expérience pour la rendre acceptable aux yeux de la préceptrice. Cette supercherie fait en sorte que l'étudiante ne travaille pas sur du « vrai matériel ». C'est pourquoi nous disons que l'étudiante est en partie détournée de l'apprentissage. Elle peut certes apprendre à faire des liens théorie-pratique, à discuter d'un conflit de valeurs ou à résoudre des problèmes, mais elle ne travaille pas nécessairement sur *sa* pratique, *ses* valeurs ou *ses* problèmes. L'apprentissage est limité.

13.3.2 L'encadrement de la rédaction du journal de bord

La préparation de l'étudiante

Au début de la session, il est utile de prendre le temps de préparer les étudiantes à l'utilisation du journal de bord en stage en leur expliquant ce qu'est le journal de bord et de quelle façon il sera employé. Le fait de fournir des exemples sous forme d'extraits de journaux de bord (en respectant l'anonymat) permet aux étudiantes de visualiser ce que nous proposons.

La fréquence d'écriture

En ce qui concerne la fréquence d'écriture, les auteurs affirment unanimement qu'il est nécessaire de faire écrire au moins une fois par semaine, ou plus souvent, pour assurer une certaine continuité dans le processus d'écriture et de réflexion. C'est à l'usage que les stagiaires apprivoisent et découvrent le pouvoir de l'écriture. Plus on écrit et s'exprime librement, plus souvent on en arrive à explorer des aspects importants de sa pratique.

L'utilisation du journal en trois temps

Boud (2001), en se référant à ses nombreuses recherches sur l'apprentissage expérientiel, considère que le journal de bord peut et doit jouer un rôle aux trois temps de l'expérience : pour l'anticiper, pour la capter «ici et maintenant» et pour la réévaluer. Le contenu du journal de bord qui se limite toujours à un retour sur les incidents critiques n'exploite qu'un temps de la réflexion sur l'expérience.

Pour amorcer la réflexion avant l'expérience, on peut demander aux étudiantes, en début de stage, d'inscrire leurs propres objectifs d'apprentissage ou leurs attentes, de noter le défi qu'elles désirent relever, les émotions qu'elles souhaitent examiner, l'événement qu'elles appréhendent ou attendent avec bonheur. Pour stimuler celles qui ne savent pas par quoi commencer ou qui vivent le drame de la page blanche, on peut suggérer de répondre à des questions ouvertes ou de compléter des phrases telles que : «Cette semaine, j'aimerais vivre… ; durant ce stage, j'aimerais améliorer l'habileté… ; au cours de cette expérience, je voudrais réussir… ; j'aimerais comprendre davantage… ».

Pour exercer la réflexion durant l'expérience, on suggère à l'étudiante de noter «à vif» ce qu'elle vient d'observer, la manière dont elle est intervenue (ou non), ce qu'elle a ressenti, quelle explication elle donne ou de quelle manière elle interprète la situation, sans se censurer. Elle peut écrire dans son journal ou sur ce qu'elle a sous la main à ce moment-là et ensuite coller la feuille ou le bout de papier griffonné dans son journal. Cet exercice, qui peut parfois avoir des effets cathartiques, donne accès à du «vrai vécu» et non pas à du vécu réarrangé pour plaire.

Il faut cependant amener l'étudiante à dépasser cette description ou cette première analyse et à porter un deuxième regard sur ce vécu afin de pouvoir y réfléchir et l'analyser à nouveau. C'est la réflexion sur l'expérience. Les expériences tant positives que négatives sont examinées dans ce processus de réévaluation, car elles constituent toutes deux des occasions d'apprentissage. La réalisation d'une synthèse du contenu du journal de bord rédigé au cours d'un stage représente aussi une belle occasion de réflexion sur sa pratique. C'est à ce moment-là que l'utilisation consciente et systématisée de la démarche réflexive nous apparaît la plus appropriée. Elle n'est cependant pas possible pour l'analyse de toutes les expériences, et ce, pour plusieurs raisons : la nouveauté d'une prise de conscience, l'effet trop déstabilisant d'un événement sur la personne et la complexité de la situation pour le niveau d'apprentissage de l'étudiante.

Aux étudiantes qui rédigent un journal de bord depuis plusieurs sessions, la préceptrice peut offrir un environnement renouvelé en enseignant différentes techniques d'écriture telles que l'écriture automatique ou le réseau de concepts ; elle peut aussi inviter les stagiaires à varier les thèmes sur lesquels elles réfléchissent.

En fait, les stagiaires préfèrent des consignes souples de rédaction tout en sachant à quoi s'en tenir sur les objectifs fixés et les attentes de la lectrice. Et si on perçoit que l'étudiante n'avance pas à certains égards, il faut peut-être accepter que, parfois, les choses prennent du temps à évoluer.

L'enseignement de la démarche réflexive

Comme nous l'avons mentionné auparavant, la réflexion *sur* l'expérience est l'occasion privilégiée pour utiliser la démarche réflexive de façon systématique. Nous vous proposons de consulter la synthèse des étapes[1] de la démarche réflexive, à la figure 13.1.

FIGURE 13.1   Une synthèse des étapes de la démarche réflexive

1re étape
– prend conscience, nomme, décrit des expériences, des émotions, des préoccupations personnelles
– définit et organise les données d'un problème

4e étape
– développe une théorie personnelle
– réfléchit aux conséquences de la mise en œuvre de la décision ou de la stratégie
– prend conscience qu'elle manque d'information et reprend la démarche

2e étape
– explique, analyse, donne du sens
– met en rapport son expérience avec d'autres expériences
– détermine ses objectifs

3e étape
– formule des généralisations
– fait des liens théorie-pratique
– réorganise ses perceptions ou choisit des solutions, des stratégies d'action
– prend en compte des éléments extérieurs

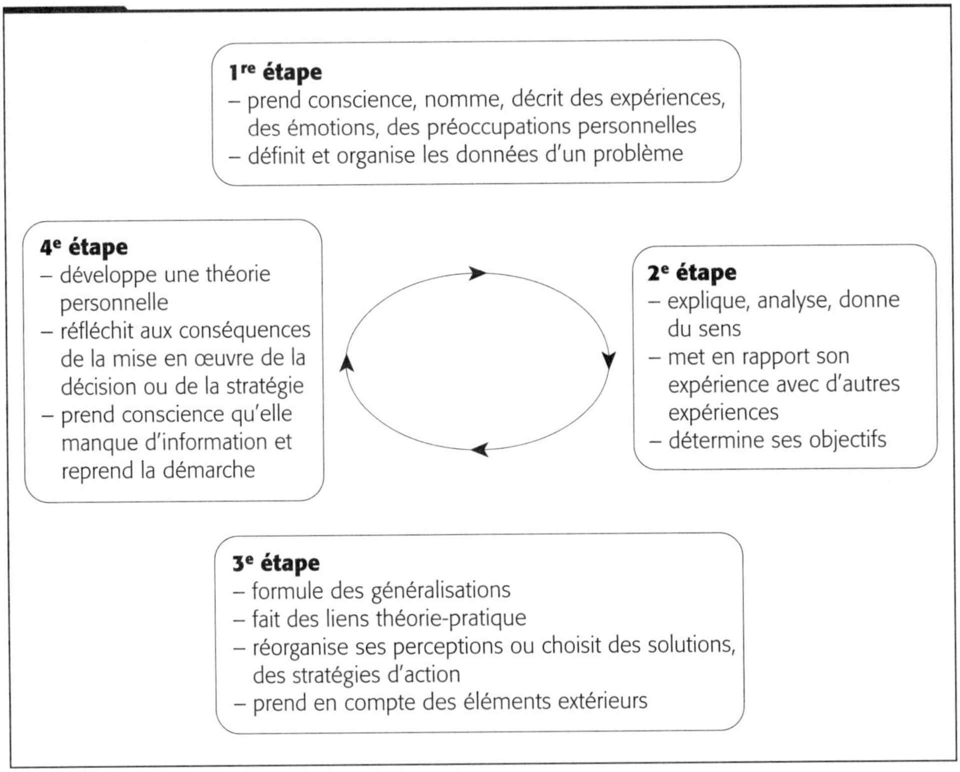

1. Cette synthèse a été réalisée à partir des recherches de Biermann (1990), Holborn (1992), Francis (1995), Lange (1990), Riopel (1993) et Surbeck, Han et Moyer (1991) et de la recension des écrits de Atkins et Murphy (1993). Les étapes de la démarche réflexive sont au nombre de trois ou quatre selon les auteurs.

Le caractère confidentiel du journal

Il est surprenant que des lectrices s'attendent à ce qu'une stagiaire se livre sans restriction dans son journal de bord même si le contenu est utilisé à d'autres fins qu'à celle de soutenir la réflexion sur la pratique. Lorsque nous avons interviewé les stagiaires, l'aspect de la confidentialité a été mentionné comme essentiel à l'établissement de la relation de confiance. Lorsqu'elle n'est pas respectée, les stagiaires contournent le problème en adaptant le contenu du journal à la situation... Autrement dit, elles racontent ce qu'elles croient que leur préceptrice ou leur professeure doivent lire. Dans cette perspective, la rédaction du journal est un exercice stérile.

Le respect du caractère personnel et confidentiel du journal concerne ici deux aspects : la préceptrice et la professeure ne rapportent jamais ou ne font jamais lire le contenu du journal à une autre personne sans l'accord libre et explicite de la stagiaire et elles n'utilisent jamais le contenu du journal pour évaluer formellement l'étudiante ou pour abaisser sa note de stage. Le journal devrait constituer une enclave inviolable.

L'adoption d'une attitude ouverte et positive

Dès le début, il faut encourager les étudiantes à exprimer le fond de leur pensée et leur offrir une grande liberté d'expression. Il ne faut pas que par nos attitudes, les stagiaires comprennent que ce qu'elles écrivent nous influence négativement ou change notre façon d'être avec elles.

Reconnaître le potentiel réflexif de l'écriture du journal de bord implique que la préceptrice modifie sa façon de concevoir et de superviser le journal. Elle voit l'écriture comme un moyen de découvrir, d'explorer, de réfléchir, et non pas uniquement comme le résultat d'une réflexion (Emig, 1977 ; Applebee et Langer, 1987). Elle accepte que le processus d'apprentissage appartienne d'abord à l'étudiante et elle passe du rôle d'évaluatrice de l'expérience au rôle d'accompagnement du processus. Chaque étudiante étant différente et se situant à une étape particulière du processus, la préceptrice est réceptive à sa spécificité. Elle respecte les hésitations, les blocages et les contradictions. Elle amène l'étudiante à porter attention à ce qui émerge et à poursuivre son exploration.

L'intervention de la préceptrice dans le journal de bord

Les stagiaires souhaitent généralement que nous répondions au journal de bord chaque fois qu'elles nous le remettent. Si cela n'est pas possible, il n'en demeure pas moins nécessaire d'y réagir régulièrement, car le fait de recevoir une rétroaction encourage les étudiantes à poursuivre la rédaction de leur journal et les motive à pousser plus loin leur réflexion.

La préceptrice qui lit le journal le fera en respectant ce que l'étudiante écrit et en résistant à la tentation d'évaluer ou d'interpréter l'expérience de l'étudiante. Elle demeure centrée sur l'étudiante qui vit l'expérience de stage et fait des commentaires reliés à ce que l'étudiante écrit.

Les commentaires sont positifs et ils visent à encourager la stagiaire et à stimuler sa réflexion. Ils sont aussi personnalisés. Une façon de faire consiste à nommer la stagiaire chaque fois qu'on s'adresse à elle et à signer son nom à la fin de chaque rétroaction. Les commentaires sont assez élaborés et ils ne se limitent jamais uniquement à un «OK» ou un «TB». Le journal n'est pas un travail ordinaire qu'on corrige.

Les différents auteurs suggèrent à la préceptrice de s'abstenir, dans le contenu de ses rétroactions, de poser des jugements de valeur, de censurer l'étudiante et de poser trop de questions. Ils lui proposent plutôt de reformuler les propos de la stagiaire, d'indiquer une piste ou un sujet à explorer, des liens à faire avec la théorie, de désigner des comportements ou des réactions qui méritent d'être analysés, de débattre avec elle de ses opinions, croyances et expériences, d'échanger sur un sujet d'intérêt mutuel, de suggérer des lectures, d'ajouter l'information pertinente ou de donner des indications sur la façon d'utiliser l'outil.

Personnellement, nous commençons toujours la rétroaction par une synthèse de ce qu'a écrit l'étudiante en manifestant beaucoup d'ouverture : «Tu me racontes que…». Cette synthèse la rassure quant à nos intentions. Elle a aussi un effet miroir qui l'amène souvent à revenir sur ses propos. Nous faisons souvent part de nos émotions à la lecture du journal en demeurant toujours positives : «Ça me fait plaisir de constater que…». Parfois, nous partageons notre vécu en décrivant de quelle manière nous avons abordé ce genre de situation. Nous invitons souvent la stagiaire à revenir sur un événement qu'elle évoque : «J'aimerais que tu m'expliques davantage…» ; à clarifier ou à préciser ce qu'elle ressent : «Tu me dis que cela te décourage. Quels aspects de cette expérience te touchent le plus ? » ; à effectuer un retour sur les connaissances acquises ; «Tu trouveras peut-être des réponses dans ton livre sur… Au cours de ton dernier stage, qu'as-tu fait dans pareille situation ? » ; à amorcer ou à continuer l'analyse des comportements ou des perceptions dont elle nous fait part : «De quelle façon penses-tu aborder la situation si elle se représente ? ». Il faut bien doser nos commentaires et nos questions, car trop de questions peuvent disperser l'attention de l'étudiante ou lui donner le sentiment qu'elle fait l'objet d'une investigation. Au fait, il ne faut pas exiger de réponses à nos questions ; ces dernières sont présentées uniquement pour favoriser et stimuler la réflexion.

Il arrive aussi qu'une étudiante aborde des sujets plus personnels dans son journal de bord et qui n'apparaissent pas réflexifs. Cela est inévitable, car «on pratique» les sciences infirmières avec ce que l'on est. Ces aspects plus personnels sont imbriqués dans la démarche de développement professionnel de l'étudiante et, par conséquent, ils ne peuvent pas être bannis par la préceptrice. Si vous n'êtes pas à l'aise avec ces propos, il vaut mieux que vous vous contentiez de noter que vous avez lu ce qui est exprimé, mais sans nécessairement rétroagir. Il peut cependant arriver que ces confidences nous amènent aussi à diriger certaines étudiantes à d'autres intervenants plus qualifiés pour répondre à la situation.

13.4 L'ÉVALUATION DU JOURNAL DE BORD

Les étudiantes que nous avons interviewées dans notre recherche (Ménard, 1997) se sont montrées peu ou pas sensibles à l'attribution de notes pour la rédaction du journal dans la mesure où la note n'est pas rattachée au contenu du journal. Elles sont d'accord pour être évaluées à partir de critères tels que le respect de la fréquence de rédaction ou à partir d'une synthèse du journal réalisée en fin de parcours. Ce qui paraît poser problème, c'est l'usage du journal pour juger négativement l'étudiante. Cette crainte des étudiantes a des conséquences directes sur la qualité du contenu de leur journal.

CONCLUSION

Le journal est un outil qui permet à l'étudiante d'entrer en relation avec sa préceptrice et de réfléchir sur son expérience. L'outil soutiendra le développement personnel et professionnel de la stagiaire si la lectrice l'encadre avec souplesse et ouverture et qu'elle s'efforce de soutenir la démarche de l'étudiante par des rétroactions écrites fréquentes, individualisées, constructives, stimulantes et signifiantes.

RÉFÉRENCES

Allen, D. G., Bowers B., Diekelmann, N. (1989). «Writing to learn : A reconceptualization of thinking and writing in the nursing curriculum». *Journal of Nursing Education*, vol. 28, n° 1, p. 6-11.

Andrews, C. A. (1998). «Engendering community : Writing a journal to clinical students». *Journal of Nursing Education*, vol. 37, n° 8, p. 358-360.

Applebee, A. N. et Langer, J. A. (1987). *How Writing Shapes Thinking : A Study of Teaching and Learning*. Research Report n° 22. Urbana (Illinois) : National Council of Teachers of English.

Atkins, S. et Murphy, K. (1993). «Reflection : A review of the literature». *Journal of Advanced Nursing*, vol. 18, p. 1188-1192.

Baker, C. (1996). «Reflective learning : A teaching strategy for critical thinking». *Journal of Nursing Education*, vol. 35, n° 1, p. 19-22.

Bennett, J. et Kinghan, M. (1993). «Learning diaries». Dans *Nurse education : A Reflective approach*, J. Reed et S. Procter (dir.). Londres : Edward Arnold, p. 144-156.

Biermann, M. J. (1990). «The reflective educator : Case studies». Thèse de doctorat non publiée. University of Virginia.

Bolin, F. S. (1990). «Helping student teachers think about teaching : Another look at Lou». *Journal of Teacher Education*, vol. 41, n° 1, p. 10-19.

Boud, D. (2001). «Using journal writing to enhance reflective practice». Dans *Promoting Journal Writing in Adult Education*, L. M. English et M. A. Gillen (dir.). California : Jossey-Bass, p. 9-17.

Boud, D, Keogh, R. et Walker, D. (dir.). (1985). *Reflection : Turning Experience into Learning*. New York : Nichols.

Bush, T. (1999). «Journalling and the teaching of spirituality». *Nurse Education Today*, vol. 19, n° 1, p. 20-28.

Cowles, K. V., Strickland, D. et Rogers, B. L. (2001). «Collaboration for teaching innovation : Writing across the curriculum in a school of nursing». *Journal of Nursing Education*, vol. 40, n° 8, p. 363-367.

Craft, M. (2005). «Reflective writing and nursing education». *Journal of Nursing Education*, vol. 44, n° 2, p. 53-57.

Diekelmann, N. (2003). «Teacher talk: New pedagogies for nursing thinking-in-action journals: From self-evaluation to multiperspectival thinking». *Journal of Nursing Education*, vol. 42, n° 11, p. 482-484.

Dewey, J. (1933). *How We Think*. Chicago: Henry Regnery.

Durgahee, T. (1998). «Facilitating reflection: From a sage on stage to a guide on the side». *Nurse Education Today*, vol. 18, p. 158-164.

Emig, J. (1977). «Writing as a mode of learning». *College Composition and Communication*, vol. 28, n° 2, p. 122-128.

Fenwick, T. J. (2001). «Responding to journals in a learning process». Dans *Promoting Journal Writing in Adult Education*, L. M. English et M. A. Gillen (dir.). California: Jossey-Bass, p. 37-47.

Francis, D. (1995). «The reflective journal: A window to preservice teachers practical knowledge». *Teaching and Teacher Education*, vol. 11, n° 3, p. 229-241.

Fulwiler, T. (1982). «Writing: An act of cognition». Dans *New Direction For Teaching and Learning*, C. W. Griffin (dir.). California: Jossey-Bass, p. 15-26.

Gervais, C et Lepage, M. (2000). «Transfert de la responsabilité de l'évaluation en stage du superviseur vers l'enseignant associé: Un pas de plus vers la professionnalisation». Dans *Recherches et pratiques en formation des maîtres: Vers une pratique réfléchie et argumentée*, D. Martin, C. Garant, C. Gervais et C. St-Jarre (dir.). Sherbrooke: Éditions du CRP, p. 118-123.

Gordon, M. (1991). «The effect of teachers' response on student dialogue journal». Thèse de doctorat non publiée, University of Minnesota.

Harvey, G. (1996). *Guide de réflexion sur la pratique pédagogique à l'intention des stagiaires*. Université du Québec à Chicoutimi: Collection Kanasuta.

Heath, H. (1998). «Reflection and patterns of knowing in nursing». *Journal of advanced Nursing*, vol. 27, n° 5, p. 1054-1059.

Holborn, P. (1992). «Devenir un praticien réflexif». Dans *Devenir enseignant*, T.2, P. Holborn, M. Wideen et I. Andrews (dir.). Montréal: Les Éditions Logiques, p. 83-103.

Jensen, S. K. et Joy C. (2005). «Exploring a model to evaluate levels of reflection in baccalaureate nursing students' journal». *Journal of Nursing education*, vol. 44, n° 3, p. 139-142.

Kobert, L. J. (1995). «Journaling as a teaching/learning techniques for nurses». *Journal of Nursing Education*, vol. 34, n° 3, p. 140-142.

Kolb, D.A. (1984). *Experiential Learning: Experience as a Source of Learning and Development*. Englewood Cliffs: Prentice Hall.

Kolb, D. A. et Fry R. (1975). «Towards an Applied Theory of Experientiel Learning». Dans *Theory of Group Processus*, C.L. Cooper (dir.). New-York: John Wiley, p. 33-56.

Lange, J. D. (1990). «A study of the processes of reflection and the knowledge bases of elementary teacher education». Thèse de doctorat non publiée, Northern Illinois University.

Luria, A. R. et Yudovich, F. (1971). *Speech and the Development of Mental Processes in the Child*. Baltimore: Penguin Books.

Mallik, M. (1998). «The role of nurse educators in the development of reflective practitioners: A selective case study of the Australian and UK experience». *Nurse Education Today*, vol. 18, p. 52-63.

Ménard, L. (1990a). «Étude descriptive des utilisations pédagogiques du journal de bord au niveau collégial». Mémoire de maîtrise non publié, Université de Montréal.

Ménard, L. (1990b). *Utilisation de l'écriture au collégial: Étude descriptive*. Cégep Montmorency: Rapport de recherche PAREA.

Ménard, L. (1997). « Type de supervision du journal de stage et rétroaction écrite favorisant l'apprentissage ». Thèse de doctorat non publiée, Université de Montréal.

Mezirow, J. (1981). « A critical theory of adult learning and education ». *Adult Education*, vol. 32, n° 1, p. 3-24.

Paré, A. (1984). *Le journal instrument d'intégrité personnelle et professionnelle.* Québec : Centre d'intégration de la personne de Québec.

Paré, A., Laferrière, T., Dumas, J. et Gervais, F. (1982). *Projet d'intégration de la formation.* Rapport de recherche, Université Laval.

Richards, J. C. et Ho, B. (1998). « Reflective thinking through journal writing ». Dans *Beyond Training*, J. C. Richard (dir.). Cambridge (United Kingdom) : Cambridge University Press, p. 154-170.

Riopel, M. C. (1993). « Une analyse descriptive du déroulement des manifestations de la connexion au vécu chez l'étudiante en formation initiale des maîtres ». Mémoire de maîtrise non publié, Université de Montréal.

Saint-Arnaud, Y. (1992). *Connaître par l'action.* Montréal : Les Presses de l'Université de Montréal.

Schön, D. A. (1987). *Educating the Reflective Practitioner.* San Francisco : Jossey-Bass.

Sparks-Langer, G. M. et Colton, A. B. (1991). « Synthesis of research on teachers' reflective thinking ». *Educational Leadership*, vol. 48, n° 6, p. 37-44.

Staton, J. (1987). « The power of responding in dialogue journal ». Dans *The Journal Book*, T. Fulwiler (dir.). Portsmouth (N.H.) : Boyton/Cook, Heineman, p. 47-63.

Surbeck, E., Han, E. et Moyer, J. E. (1991). « Assessing reflective responses in journals ». *Educational Leadership*, vol. 48, n° 6, p. 25-27.

Vygotsky, L. (1934/1985). *Pensée et langage.* Paris : Terrains, Éditions Sociales.

Yinger, R. et Clark, C. (1981). *Reflective Journal Writing Theory and Practice.* Occasional paper n° 50. East Landing (Michigan) : Michigan State University Institute for Research on Teaching.

Zimmerman, B. J. et Phillips, C. Y. (2000). « Affective learning : Stimulus to critical thinking and caring practice ». *Journal of Nursing Education*, vol. 39, n° 9, p. 422-425.

Chapitre 14

Le développement des habiletés pédagogiques par la pratique réflexive

Sonia Dubé
Mario Dubé
Louise Lebrun
Hélène Sylvain

INTRODUCTION

Ce chapitre représente un outil pratique pour aider la superviseure de stage à résoudre des problèmes pédagogiques rencontrés dans les milieux de soins, notamment en santé communautaire et en soins critiques. Dix fiches de travail pédagogiques, élaborées à partir de cas, ont été sélectionnées pour alimenter la réflexion de la préceptrice sur ses compétences de supervision. Les stratégies proposées s'inspirent de l'approche réflexive et de l'approche cognitiviste.

La supervision des stages constitue un art qui exige l'application d'habiletés cliniques et pédagogiques. La pratique réflexive basée sur des études de cas semble un exercice qui facilite l'intégration des compétences pédagogiques de la préceptrice dans son milieu de soins. Voici donc dix études de cas inspirées d'expériences vécues en situation de stage universitaire. Nous souhaitons que les exercices présentés soutiennent les préceptrices dans le développement de leurs stratégies et de leurs habiletés d'encadrement d'une stagiaire.

Ce chapitre comporte deux sections : la première expose des cas vécus en santé communautaire et la seconde présente des situations relatives aux soins critiques. Chaque section propose cinq fiches de travail pédagogiques comprenant trois parties : 1) le cas ; 2) la ou les questions auxquelles la préceptrice doit répondre ; et 3) les solutions du cas comprenant la formulation du problème et quelques pistes de solutions.

Après la lecture de ces cas, nous suggérons à la préceptrice de répondre aux questions, puis de compléter ses réponses avec celles proposées dans les « pistes de solutions ».

14.1 LES CAS EN SANTÉ COMMUNAUTAIRE

Les cinq cas qui suivent reflètent des problèmes pédagogiques souvent rencontrés dans les milieux de stage. Plusieurs de ces fiches ont également été utilisées et validées dans le contexte d'une journée de formation des préceptrices en santé communautaire.

Fiche de travail pédagogique nº 1

Marie-Claude commence son stage en santé communautaire et, aujourd'hui, elle vous rejoint au CLSC pour sa première journée. Vous vous présentez rapidement, car vous devez vous rendre tôt chez votre premier client. En cours de route, Marie-Claude vous fait part de son expérience de quatre mois en chirurgie comme candidate et elle vous dit que ce sera certainement différent dans un CLSC. Elle se hâte de vous poser des questions sur le rôle de l'infirmière en santé communautaire. Vous lui répondez en lui expliquant l'essentiel des soins à prodiguer à votre client, car vous manquez de temps. Vous devez absolument respecter votre horaire de la journée.

QUESTIONS

Quel est le problème ?

Quelles sont les solutions possibles ?

SOLUTIONS

Formulation du problème

La préceptrice n'a pas planifié l'accueil de la stagiaire dans sa journée de travail.

Pistes de solutions suggérées

a) La dimension relationnelle

Avant le stage
- Prévoir un moment pour accueillir la stagiaire au cours de sa première journée.
- Planifier un temps pour la présenter au personnel et aux membres de l'équipe.
- Prendre soin d'assigner à Marie-Claude un espace de travail et de rangement personnels.
- Clarifier les attentes mutuelles en ce qui concerne le stage.

Pendant le stage
- Être à l'écoute des manifestations d'anxiété chez la stagiaire ainsi que de ses premières impressions par rapport à son nouvel environnement de travail.
- Être attentive à ses besoins d'apprentissage.
- Montrer une attitude d'ouverture envers la stagiaire.
- Établir un climat de confiance avec elle.

b) La dimension réflexive

- Prévoir un endroit tranquille pour vous permettre d'expliquer à Marie-Claude les modalités générales de fonctionnement de votre milieu et pour lui faire part de votre planification de la journée.
- Valider les connaissances de la stagiaire en matière de santé communautaire. Elle apprécie le fait que les explications des nouvelles expériences soient basées sur ses connaissances antérieures.
- Lui indiquer les protocoles et les documents pertinents aux activités cliniques.
- Planifier un temps pour lui expliquer son rôle en santé communautaire et pour lui poser des questions afin de susciter chez elle, une réflexion sur sa pratique professionnelle.
- Sélectionner le contenu de la première journée de la stagiaire ; ne lui dire que l'essentiel.
- Lui proposer des tâches simples à effectuer dès sa première journée. Cela lui permet d'être active dans son apprentissage.

c) La dimension évaluative

- Fournir à la stagiaire, dès le début du stage, une rétroaction plutôt positive.

Jasmine vous accompagne partout pendant sa première semaine de stage en soins à domicile. Vous savez qu'elle est infirmière depuis peu de temps et qu'elle ne possède aucune expérience de travail. Au cours d'une visite à domicile, vous constatez qu'elle éprouve des difficultés à évaluer la situation de santé du client selon son contexte de vie. En effet, Jasmine recueille bien les données au moment de l'évaluation physique, mais elle porte peu attention aux données relatives aux conditions de logement, aux besoins en ressources communautaires ainsi qu'au réseau social de la famille. Pour lui fournir un modèle, vous prenez soin d'effectuer une évaluation de santé chez l'un de vos clients. À la suite de cette activité d'apprentissage, Jasmine vous exprime, d'un air découragé, qu'elle ne pourra jamais devenir aussi compétente que vous, qu'elle a de la difficulté à prendre en considération tous les contextes de vie des personnes, que l'évaluation est plus facile à faire à l'hôpital où l'environnement est contrôlé. Elle se dit mal à l'aise de ne pas obtenir de bons résultats

QUESTIONS

Quel est le problème?

Quelles sont les solutions possibles?

SOLUTIONS

Formulation du problème

La stagiaire n'utilise pas les connaissances théoriques qu'elle a apprises en santé communautaire. Elle ne sait pas comment les appliquer.

Pistes de solutions suggérées

a) La dimension relationnelle

- Montrer de l'empathie et une attitude chaleureuse envers la stagiaire.
- Partager avec elle vos débuts, peut-être incertains, dans ce nouvel environnement de travail. Utiliser sa réaction pour déterminer les nouvelles habiletés à développer.
- Faire appel à la motivation de Jasmine à poursuivre ses efforts.

b) La dimension réflexive

- Éduquer la stagiaire concernant l'évaluation des dimensions psychosociales et environnementales des clients (approche communautaire).
- Séparer par étapes les compétences qu'elle doit développer pour évaluer les clients selon leur contexte de vie.

- Favoriser les succès de Jasmine en lui permettant de vivre des expériences simples et connues. Les répéter, si possible.
- Montrer de l'intérêt à la stagiaire en regard de sa progression dans l'apprentissage.

c) La dimension évaluative

- Lui offrir régulièrement une rétroaction positive et l'encourager à persévérer dans ses efforts.
- Établir des objectifs réalistes avec la stagiaire, chaque semaine, en visant la finalité du stage.

Fiche de travail pédagogique n° 3

Sabrina poursuit sa deuxième semaine de stage. Elle vous a déjà mentionné qu'elle a travaillé comme infirmière pendant environ deux ans dans un foyer pour personnes handicapées, situé à l'extérieur de la ville. C'est pourquoi elle vous demande constamment la permission d'intervenir seule auprès des clients à domicile. Vous hésitez un peu et, finalement, vous cédez à sa demande en lui permettant d'effectuer seule les visites à domicile prévues le lendemain.

QUESTIONS

Quel est le problème?

Quelles sont les solutions possibles?

SOLUTIONS

Formulation du problème

La préceptrice a accepté une supervision indirecte sans avoir évalué les compétences essentielles de l'étudiante.

Pistes de solutions suggérées

a) La dimension relationnelle

- Maintenir une relation préceptrice-stagiaire basée sur la confiance mutuelle.

b) La dimension réflexive

- Poser plusieurs questions qui amènent Sabrina à réfléchir afin qu'elle justifie ses décisions et qu'elle les rectifie au fur et à mesure.
- Valider le jugement clinique de la stagiaire selon les clients qu'elle a déjà rencontrés.
- Élaborer des mises en situation fictives, au besoin.
- Confier à la stagiaire, seulement si une relation de confiance s'est établie avec elle, des clients dont elle connaît le suivi et pour lesquels elle a développé des compétences cliniques déjà observées antérieurement (pour protéger des erreurs potentielles).

c) La dimension évaluative

- Rédiger des consignes claires pour la stagiaire concernant la façon d'évaluer ses compétences à distance.
- Prendre une entente avec elle pour qu'elle rapporte ses faits et gestes.
- Questionner la stagiaire pour valider son jugement clinique.

Fiche de travail pédagogique n° 4

Ce matin, c'est le jour de l'évaluation sommative. Votre stagiaire, Mylène, et vous avez planifié de vous rendre chez Mme Blanchet. Il y a quelques jours, la fille de cette dernière, qui habite la ville voisine, a téléphoné à l'accueil du CLSC pour demander une évaluation de l'autonomie fonctionnelle de sa mère. Mme Blanchet perd son autonomie depuis quelques mois, et sa fille ne peut pallier ses activités quotidiennes ni ses activités domestiques. Au moment de l'appel au CLSC, sa fille a exprimé le désir de placer sa mère en résidence pour personnes âgées en perte d'autonomie.

Vous convenez avec Mylène, étant donné ses nouvelles compétences, qu'elle prendra les devants pour l'évaluation fonctionnelle de la cliente. À votre arrivée au domicile de Mme Blanchet, cette dernière vous accueille en colère et vous profère des insultes. Elle refuse de répondre aux questions de Mylène et la menace de téléphoner à la police si elle exige son placement en résidence. À cet instant, vous remarquez que le visage de Mylène se fige et l'entendez prononcer quelques mots incompréhensibles. Elle n'arrive pas à intervenir. Mylène est en période d'évaluation et, maintenant, elle se croit en situation d'échec.

QUESTIONS

Quel est le problème ?

Quelles sont les solutions possibles ?

SOLUTIONS

Formulation du problème

La préceptrice doit évaluer l'atteinte d'objectifs à partir d'une situation clinique imprévue et nouvelle pour la stagiaire.

Pistes de solutions suggérées

a) La dimension relationnelle

– Obtenir un accord tacite avec la stagiaire et prendre tranquillement les devants pour intervenir auprès de la dame.

b) La dimension réflexive

– Prévoir un temps de réflexion avec Mylène après l'intervention.
– Écouter ses impressions par rapport à cette situation.
– Revoir, avec la stagiaire, les étapes d'intervention dans une situation de crise.
– Exprimer à voix haute les arguments qui amènent à intervenir d'une certaine façon dans un contexte précis.
– Prendre un moment pour élaborer un jeu de rôle avec la stagiaire. Cette occasion lui permet d'appliquer de nouvelles interventions au cours d'une situation de crise simulée et d'acquérir ainsi plus facilement de nouvelles connaissances.

c) La dimension évaluative

– Profiter du jeu de rôle pour effectuer une rétroaction positive par rapport aux compétences de la stagiaire.
– Planifier une autre situation clinique semblable pour observer les nouvelles compétences acquises.

Carol a commencé son stage en santé scolaire dans une école secondaire. Il démontre beaucoup d'enthousiasme, car il aime travailler auprès des jeunes. Il a d'ailleurs déjà travaillé plusieurs étés dans un camp pour garçons âgés de 9 à 12 ans, vivant dans une famille d'accueil. Il comprend facilement leurs problèmes psychosociaux et leurs difficultés à se conformer aux normes sociales. En effet, à l'école secondaire, il communique facilement avec les jeunes qui, à la pause, viennent à sa rencontre pour discuter avec lui. Vous êtes ravie de la façon dont il communique avec eux et intervient auprès d'eux ; vous lui laissez l'autonomie nécessaire pour agir.

Un matin, une jeune fille âgée de 16 ans se présente au bureau de la clinique jeunesse pour un suivi de grossesse de 11 semaines. Carol l'accueille et lui demande la date prévue pour l'avortement. La jeune fille lui répond qu'elle ne se fera pas avorter, car elle souhaite garder le bébé. De plus, elle souligne qu'elle n'utilise aucun moyen de contraception, puisqu'elle désire cette grossesse depuis deux ans. Sans conjoint stable, elle prétend être capable d'élever l'enfant toute seule. Le dossier indique que la jeune fille provient d'un milieu socio-économique défavorisé : son père est en prison depuis un an et sa mère travaille au salaire minimum dans une industrie de textile. Carol reste étonné et, pour la première fois de sa vie, il fait face à une jeune fille sans ressource qui désire élever un enfant dans des conditions instables. Carol ne sait que dire ; il fait attendre la jeune fille quelques minutes et vous rejoint à la clinique voisine. Il vous mentionne alors qu'il se sent incapable de poursuivre la rencontre avec cette jeune fille. Il ne comprend pas qu'aujourd'hui, certaines femmes refusent d'avoir recours à une intervention gynécologique d'interruption volontaire de grossesse qui pourrait leur donner la chance d'assurer leur avenir. Vous lui indiquez qu'il ne peut se dérober à ses fonctions et qu'il doit y retourner.

QUESTIONS

Quel est le problème ?

Quelles sont les solutions possibles ?

SOLUTIONS

Formulation du problème

La préceptrice ne prépare pas le stagiaire à affronter un problème éthique. Ses connaissances à ce sujet ne sont pas actualisées. Le transfert des habiletés ne pourra peut-être pas s'effectuer.

Pistes de solutions suggérées

a) La dimension relationnelle

- Choisir un moment calme pour discuter de la situation avec Carol.
- Maintenir une attitude empathique et d'ouverture concernant le problème du stagiaire. Lui laisser raconter la situation, verbaliser ce qu'il ressent.
- Permettre au stagiaire de partager ses sentiments concernant cette situation.

b) La dimension réflexive

- Lui poser des questions pour en savoir davantage sur sa façon d'intervenir.
- Encourager le stagiaire à utiliser un journal de bord pour favoriser sa réflexion.
- Discuter avec lui des interventions possibles dans ce genre de situation.
- Revenir sur les notions d'éthique, de valeurs et de conflit de valeurs, des lignes de conduite professionnelles (le code de déontologie, les modèles théoriques pour appuyer des décisions).
- Éduquer le stagiaire sur le «comment» intervenir auprès de la jeune fille.

c) La dimension évaluative

- Faire ressortir les points forts du stagiaire en lien avec l'intervention.
- Mentionner les points à améliorer chez le stagiaire par rapport à la gestion d'un conflit de valeurs.
- Terminer la rétroaction sur une note positive.

14.2 LES CAS VÉCUS EN SOINS CRITIQUES

Cette section présente cinq autres fiches de travail pédagogiques présentées dans un contexte de soins critiques. Ces cas représentent des problèmes pédagogiques rencontrés dans les milieux de stage. Plusieurs d'entre eux ont également été utilisés et validés à l'occasion d'une journée de formation des préceptrices en soins critiques.

Fiche de travail pédagogique n° 1

Caroline commence son stage en soins critiques ce matin. Vous n'avez que le temps de la saluer à son arrivée dans l'unité des soins intensifs : les tâches se bousculent déjà, car les huit lits sont occupés. Elle vous informe alors que sa seule expérience de travail se résume à trois mois dans le département de psychiatrie. Au moment du rapport et de la planification de la journée, Caroline reste discrète. Elle regarde partout autour d'elle et semble un peu perdue, mal à l'aise. Vous êtes très préoccupée par votre travail et vous concentrez votre attention sur les tâches à effectuer. Les alarmes se font entendre de toutes parts, le téléphone ne cesse de sonner et l'équipe médicale complète des ordonnances toutes aussi urgentes les unes que les autres. Pour vous, c'est une routine bien connue, mais il en va autrement pour votre nouvelle stagiaire. Au cours de l'avant-midi, Caroline vous apparaît toujours aussi inhibée. Elle se demande sincèrement comment elle fera pour passer sa première journée dans ce nouvel environnement tumultueux.

QUESTIONS

Quel est le problème ?

Quelles sont les solutions possibles ?

SOLUTIONS

Formulation du problème

La préceptrice n'a pas facilité l'intégration de la stagiaire à un nouveau milieu.

Pistes de solutions suggérées

a) La dimension relationnelle

Avant le stage

– Prendre un rendez-vous avec la stagiaire la veille du stage ou de 15 à 20 minutes avant le début de la première journée, si possible.

– Montrer une attitude d'ouverture envers Caroline et prendre le temps de faire connaissance avec elle. Lui dire qu'elle est importante pour vous et pour l'équipe de travail.
– Présenter la stagiaire à l'équipe de travail.
– Faire visiter les lieux physiques à la stagiaire.
– Lui expliquer l'horaire d'une journée type en soins intensifs.
– Indiquer à la stagiaire l'emplacement des principaux protocoles.

Au cours de la première journée de stage
– Profiter de la période du rapport pour présenter le personnel de l'équipe à Caroline.
– Assurer à la stagiaire de la disponibilité pour répondre à ses questions.
– Être sensible à son anxiété.
– L'écouter activement au moment opportun (pauses, repas,…).

b) La dimension réflexive

– Présenter à la stagiaire les éléments de soins et de surveillance des clients de la journée et les justifier simplement, afin qu'elle puisse les réexpliquer plus tard.
– Lui expliquer la planification de la journée et lui donner des indications simples pour qu'elle comprenne vos décisions.
– Proposer à la stagiaire des tâches à effectuer pour sa première journée (par exemple, les soins de base). Lui demander ensuite les difficultés qu'elle perçoit et les moyens qu'elle compte prendre pour les contourner.
– Trouver des éléments de rapprochement entre ses expériences antérieures et ses nouvelles expériences.

c) La dimension évaluative

Après la première journée de stage
– Féliciter la stagiaire de son adaptation au nouveau milieu, si c'est le cas.

Depuis cinq jours, vous êtes responsable d'une stagiaire, Martine, qui possède peu d'expérience clinique (environ six mois en chirurgie). Malgré son peu d'expérience, cette étudiante est heureuse de se trouver dans des soins spécialisés.

Depuis le début de son stage, Martine n'a pas réussi une seule fois à terminer ses notes aux dossiers avant la fin de son quart de travail. Dans l'ensemble, Martine a une bonne dextérité manuelle, mais elle a souvent besoin de plus de temps pour exécuter ses interventions. Il lui arrive encore d'oublier la vidange de la diurèse toutes les heures et l'inscription des signes vitaux toutes les 15 minutes. Martine est cependant consciente de sa lenteur au travail et elle vous répète souvent qu'elle croyait qu'elle aurait été meilleure en soins critiques. Elle vous demande de ne pas lui en vouloir.

Ainsi, lorsque vous consultez le calendrier d'activités de stage, vous constatez que Martine n'atteint pas l'ensemble des objectifs prévus par le plan de départ.

QUESTIONS

Quel est le problème?

Quelles sont les solutions possibles?

SOLUTIONS

Formulation du problème

L'encadrement de la préceptrice n'est pas adapté à un rythme d'apprentissage plus lent.

Pistes de solutions suggérées

a) La dimension relationnelle

– Montrer de la compréhension et du respect envers Martine quant à la lenteur de ses progrès. Elle vous perçoit comme un modèle à suivre.

b) La dimension réflexive

– Discuter avec la stagiaire. Partager avec elle vos débuts, peut-être incertains, dans cette nouvelle unité.
– Choisir les expériences cliniques les plus appropriées à l'apprentissage progressif de la stagiaire (situations de soins de la plus simple à la plus complexe).
– Utiliser l'analogie afin de faciliter la compréhension d'une situation nouvelle ou complexe.

c) La dimension évaluative

- Faire fréquemment le point quant aux compétences acquises par la stagiaire et aux objectifs à atteindre.
- Centrer la rétroaction sur les forces de la stagiaire.
- Exposer vos propres attentes de façon claire, précise et réaliste.
- Revoir avec la stagiaire son organisation du travail.

Fiche de travail pédagogique n° 3

Mélanie est une étudiante performante. Depuis le début de son baccalauréat en sciences infirmières, elle a obtenu d'excellents résultats dans chacun de ses cours. Mélanie possède de bonnes méthodes d'apprentissage et ne craint pas d'investir le temps nécessaire pour bien réussir. Elle est heureuse de se trouver à l'unité coronarienne pour réaliser son stage, car elle a travaillé dans un milieu semblable pendant près de trois mois l'été dernier.

La moitié du stage étant terminée, Mélanie exécute de nouvelles méthodes de soins avec une dextérité adéquate. Vous avez confiance en elle, car elle n'intervient jamais dans le doute. Mélanie vous pose beaucoup de questions sur ce que vous faites et pourquoi vous le faites ; elle veut toujours en savoir davantage. La supervision que vous lui offrez est maintenant indirecte pour plusieurs méthodes de soins. Votre stagiaire prend de plus en plus d'initiatives et, avec votre accord, participe même à quelques soins de clients des autres équipes de travail. Cela vous permet donc de diminuer graduellement votre niveau d'encadrement.

Il reste encore six jours à son stage et, lorsque vous consultez le plan de déroulement du stage remis au départ, vous constatez que Mélanie a déjà atteint la majorité des objectifs fixés. Mélanie se demande s'il lui reste de nouveaux défis à relever.

QUESTIONS

Quel est le problème ?

Quelles sont les solutions possibles ?

SOLUTIONS

Formulation du problème

Les stratégies d'enseignement ne sont pas adaptées pour prévenir une baisse de motivation chez la stagiaire qui a un rythme d'apprentissage rapide. La préceptrice ne sait pas quelles stratégies utiliser afin de prévenir cette baisse de motivation.

Pistes de solutions suggérées

a) La dimension relationnelle

– Reconnaître et encourager chaque initiative de Mélanie.
– Respecter les progressions de cette dernière même si ses performances dépassent le plan de déroulement des activités proposées au début du stage.

b) La dimension réflexive

– Tenter de maintenir la motivation de la stagiaire en fixant de nouveaux objectifs associés à de nouveaux défis, par exemple, justifier les interventions de soins en les basant sur des connaissances théoriques.
– L'exposer à de nouvelles situations de soins plus complexes. La variété des tâches assure une plus grande possibilité de transfert des savoirs.
– Encourager la réflexion de la stagiaire : lui demander d'expliquer ce qu'elle fait et pourquoi elle le fait.
– L'encourager à effectuer des recherches théoriques associées à ses nouvelles expériences de soins.

c) La dimension évaluative

– Maintenir un niveau de supervision adéquat (directe et indirecte) même si la stagiaire est jumelée à d'autres équipes de travail. Vous en êtes responsable.
– Favoriser la rétroaction et l'autoévaluation.

Ce matin, vous avez sous vos soins M. Tanguay, âgé de 92 ans, admis à l'unité des soins intensifs pour un choc septique. Depuis 8 jours, M. Tanguay est ventilé artificiellement par un tube nasotrachéal. Une sonde de Swan Ganz et un appareillage de mesure du débit cardiaque sont également en place. Au poignet droit du client, on trouve une ligne artérielle liée à un moniteur. De plus, afin d'assurer l'hydratation adéquate et de fournir les voies nécessaires pour la médication, trois voies intraveineuses périphériques sont ouvertes par lesquelles perfusent 7 sacs de soluté. Au total, 14 sacs de solution se trouvent suspendus au-dessus de M. Tanguay. Au moniteur cardiaque, on enregistre de nombreuses arythmies ventriculaires depuis hier.

Malgré deux bonnes premières semaines de stage, Isabelle, votre stagiaire, se montre désemparée. Lorsque vous lui posez des questions concernant les éléments de la surveillance clinique de M. Tanguay, Isabelle ne réussit pas à fournir de réponses très élaborées. Elle mentionne avoir déjà étudié ces notions dans différents cours, mais n'arrive pas à établir de liens entre les connaissances nécessaires à une bonne compréhension de la situation.

QUESTIONS

Quel est le problème ?

Quelles sont les solutions possibles ?

SOLUTIONS

Formulation du problème

Les stratégies pour faciliter le transfert des connaissances ne sont pas appropriées.

Pistes de solutions suggérées

a) La dimension relationnelle
- Vérifier si la source de l'angoisse d'Isabelle provient de l'instabilité clinique du client ou de la complexité des tâches à exécuter.
- Rassurer la stagiaire qui se sent dépassée, voire assommée, par la tâche.
- Éviter de la laisser seule devant des tâches trop complexes.

b) La dimension réflexive
- Travailler avec la stagiaire étape par étape en la laissant faire ce qu'elle connaît et ce qu'elle sait exécuter correctement.

- Lui demander une justification simple de ses interventions.
- Donner à Isabelle des directives claires et précises quant aux tâches qu'elle doit exécuter.
- Penser à voix haute. Au fur et à mesure que vous établissez vos priorités d'intervention, donnez à la stagiaire les arguments qui vous amènent à une telle décision.
- Préciser les ressemblances ou les différences entre les cas rencontrés au cours du stage. Questionner la stagiaire à ce sujet.
- Lui signaler les connaissances particulières au regard des situations de soins complexes.
- Donner les explications et les informations au bon moment. Si un soin est urgent ou que vous êtes trop occupée sur le moment, entendez-vous avec la stagiaire pour lui fournir toutes les informations pertinentes à sa compréhension un peu plus tard.

c) La dimension évaluative
- Revoir avec la stagiaire les objectifs de son stage.
- Offrir fréquemment une rétroaction (positive et négative).

Fiche de travail pédagogique n° 5

Ce matin, vous faites un constat important. Malgré les six jours passés avec votre stagiaire, Daniel, il vous semble ne pas avoir encore réussi à établir une relation de confiance avec lui. Au contraire, vous avez l'impression de devoir demeurer tout près de lui lorsqu'il prépare ou exécute une méthode de soins. Ce malaise vous agace beaucoup, particulièrement lorsque vous passez en revue certains faits. À deux reprises, vous avez constaté que Daniel n'a pas fait vérifier l'insuline avant de l'administrer à un client. Hier encore, lorsqu'il a préparé un sac d'héparine intraveineuse, vous avez dû lui faire reprendre la technique, puisque la dose n'avait pas été contre-vérifiée. Il y a aussi beaucoup d'erreurs de transcription de dates et d'heures dans ses dossiers. De plus, lorsque vous questionnez Daniel sur ses connaissances des médicaments qu'il administre, vous êtes surprise de constater que ces dernières sont plutôt limitées. Plus surprenant encore, Daniel ne semble pas accorder plus d'importance qu'il n'en faut à ses lacunes. Souvent, vous devez même l'obliger à chercher dans des livres les effets de certains médicaments avant qu'il les administre. En guise de justification, Daniel vous affirme qu'il n'a pas toujours le temps pour ce genre de détails.

QUESTIONS

Quel est le problème?

Quelles sont les solutions possibles?

SOLUTIONS

Formulation du problème

Les stratégies d'enseignement ne sont pas efficaces pour un étudiant en difficulté d'apprentissage, puisque ce dernier ne se conforme pas aux règles de soins (risque de fautes professionnelles). La préceptrice supervise un étudiant en situation d'échec.

Pistes de solutions suggérées

a) La dimension relationnelle

– Intervenir immédiatement: aviser la professeure responsable du stage de la situation.
– Vérifier avec Daniel les raisons des écarts de conduite (motivation, lourdeur de la tâche, stress…).
– Le confronter aux objectifs du stage ainsi qu'au Code de déontologie des infirmières et infirmiers du Québec.
– Clarifier à nouveau les attentes concernant son comportement.

b) La dimension réflexive

– Rappeler au stagiaire les impacts négatifs d'un tel comportement sur la qualité des soins qu'il donne.
– Établir un contrat avec lui comprenant des règles claires et précises pour la durée restante du stage.
– Favoriser la réflexion chez le stagiaire concernant ses propres comportements.

c) La dimension évaluative

– Prendre soin de recueillir les faits pour justifier les commentaires donnés au stagiaire.
– Déterminer, au cours de la rétroaction, les points forts et les points à améliorer du stagiaire et terminer la discussion par une note positive.

CONCLUSION

Ce chapitre a permis de présenter différentes situations vécues en stage en santé communautaire et en soins critiques. Nous avons abordé, notamment, les stratégies pour la planification d'une première journée de stage, l'encadrement d'une étudiante présentant des difficultés d'apprentissage, le transfert des connaissances théoriques à la pratique et l'atteinte des objectifs de stage de niveau universitaire.

Nous croyons que le fait de résoudre des problèmes pédagogiques à partir de cas concrets suscite la discussion et la réflexion chez la préceptrice et consolide ses savoirs expérientiels. Bien qu'il existe plusieurs stratégies pour assurer un processus réflexif chez la stagiaire quant à ses apprentissages, celles proposées devraient pouvoir enrichir les connaissances de la préceptrice en supervision clinique. Cette dernière peut donc adapter sa pratique et rester sensible aux besoins d'apprentissage de la stagiaire. La préceptrice représente une personne-ressource importante pour l'atteinte des compétences professionnelles visées.